Lubov Grigorenko

Legalizar a eutanásia. A ilusão de segurança

Lubov Grigorenko

Legalizar a eutanásia. A ilusão de segurança

Monografia

ScienciaScripts

Imprint

Any brand names and product names mentioned in this book are subject to trademark, brand or patent protection and are trademarks or registered trademarks of their respective holders. The use of brand names, product names, common names, trade names, product descriptions etc. even without a particular marking in this work is in no way to be construed to mean that such names may be regarded as unrestricted in respect of trademark and brand protection legislation and could thus be used by anyone.

Cover image: www.ingimage.com

This book is a translation from the original published under ISBN 978-3-659-87451-2.

Publisher:
Sciencia Scripts
is a trademark of
Dodo Books Indian Ocean Ltd. and OmniScriptum S.R.L publishing group

120 High Road, East Finchley, London, N2 9ED, United Kingdom
Str. Armeneasca 28/1, office 1, Chisinau MD-2012, Republic of Moldova, Europe
Managing Directors: Ieva Konstantinova, Victoria Ursu
info@omniscriptum.com

Printed at: see last page
ISBN: 978-620-3-28864-3

GRIGORENKO LUBOV VIKTOROVNA
MONOGRAFIA.
**A LEGALIZAÇÃO DA EUTANÁSIA É UMA ILUSÃO DE SEGURANÇA.
DOENÇAS MODERNAS DA CIVILIZAÇÃO**

A monografia analisa o problema médico da eutanásia, legalizada nos países civilizados do mundo, e uma das suas formas legais de aplicação - o suicídio assistido com assistência médica; apresenta os aspectos médicos e sociais do problema da eutanásia, descreve casos clínicos de regresso de doentes após a morte clínica conhecidos a partir de fontes bibliográficas; descreve as caraterísticas clínicas do curso das doenças mais perigosas e praticamente incuráveis para um ser humano, estudadas de acordo com fontes bibliográficas estrangeiras.

Revisor s:

Buryak L.I. - Doutor em Ciências Médicas, Professor do Departamento de Higiene e Ecologia "DMA MZU", Académico da Academia de Ciências da Ucrânia, diretor científico do laboratório H-BTK "Hygienist" e do laboratório de investigação H-BTK "Expertise". Autor de mais de 300 artigos científicos: incluindo 2 monografias; 5 invenções; 35 propostas.

Shchudro S.A. - Doutor em Ciências Médicas, Professor Associado do Departamento de Higiene e Ecologia "DMA MZU". Autor de mais de 80 publicações científicas, incluindo cerca de 60 artigos de revistas, 11 documentos normativos e metodológicos, 3 monografias e 3 livros didácticos.

CONTEÚDO.

"Há duas verdadeiras tragédias neste mundo. Uma é a falta do que se gostaria de possuir, a outra é que se obtém exatamente o que se gostaria de ter"

Oscar Wilde

INTRODUÇÃO

Antes de passar a examinar o problema filosófico da eutanásia na perspetiva de filósofos, sociólogos, médicos, juristas e muitos outros especialistas, citarei a autobiografia de Johnny Erekson, que ficou paralisado num acidente e que se debateu com a sua situação.

"Se pensarmos bem: o que é um minuto? Uma parte do tempo. Uma hora é composta por sessenta minutos, um dia por 1440 minutos. E aos dezassete anos, já se viveram mais de nove milhões de minutos.

"Olhei para a grelha de ventilação, para a cal rachada do teto. Tentei virar a cabeça para ver o que estava à minha volta, mas não conseguia mexer-me. A dor lancinante em ambos os lados da minha cabeça limitava-me os movimentos. De repente, imaginei que era por causa dos buracos no meu crânio.

Enquanto me debatia e olhava para o lado, vi grandes pinças de metal presas a uma espécie de aparelho. Senti-me como se me tivessem arrancado a cabeça. Foi preciso muita força - tanto corporal como mental - para começar a perceber o mundo à minha volta novamente.

"Era constantemente assombrado por visões induzidas pela droga. Sonhava frequentemente que estava numa arena invulgar com o meu amigo Jes Leverton. Estávamos a aguardar julgamento. Nessa visão, de repente, encontrava-me diante de uma figura com vestes esvoaçantes, e sabia que era o Apóstolo. Ele não disse uma palavra, e ficou claro para mim que eu estava a ser julgado. De repente, desembainhou uma espada afiada e cortou-me a cabeça com ela. Esta visão perseguiu-me constantemente.

"O Tom era um jovem que também tinha tido um acidente de mergulho. O engraçado é que, embora eu soubesse que o Tom tinha partido a coluna, nunca me ocorreu que a mesma coisa me tivesse acontecido a mim. Ninguém me disse isso. O Tom não conseguia respirar sozinho. Descobri-o quando perguntei à minha irmã o que significava aquele barulho estranho. Ela explicou-me que era o aparelho de respiração do Tomás. À noite, quando a febre estava a baixar um pouco, eu ouvia os gemidos dos outros. Era nessa altura que eu ouvia o ruído contínuo do aparelho de respiração do Tomás. Como não me podia virar e olhar para ele, o barulho tinha um efeito calmante sobre mim. Sentia-me como se estivesse invisivelmente ligado a ele. Mais tarde, nessa mesma noite, o aparelho de respiração baixou subitamente. O silêncio parecia tão forte como uma explosão. O pânico apoderou-se de mim, engasguei-me com a vontade de gritar por ajuda.... O barulho chegou ao nosso quarto, ouvi um suspiro de alívio e alguém disse: "Tenho um eletrodoméstico, por favor arranjem espaço para ele". Mas depois, para meu horror, ouvi uma objeção fria: "Deixa isso, é tarde demais. Ele está

morto".

"O horror que se apoderou de mim não desapareceu no dia seguinte. Chorei por um homem que não conhecia, e depois comecei a refletir sobre a minha própria situação. É verdade que não precisava de uma máquina para respirar. Mas estava dependente de intravenosas para alimentar o meu corpo, dependente de cateteres para remover os resíduos do meu corpo. O que é que acontece se um deles falhar? E se o fórceps na minha cabeça se soltasse? E se... e fui dominado por mil medos".

"Dois dias depois, um homem deu entrada com um ferimento semelhante ao meu. Foi colocado na mesma cama sob uma máscara de oxigénio. Quando olhei para o lado, vi como era a cama. Não conseguia ver a minha, só percebia o que se passava quando me viravam: duas horas de barriga para cima, duas horas de barriga para baixo. Parecia-me que éramos como touros a serem girados num espeto. Sempre que me viravam, eu ficava aterrorizada. O novo doente estava tão assustado como eu. Quando, um dia, os auxiliares quiseram virá-lo, ele exclamou com desespero: "Não, por favor, não me virem! Da última vez que me viraram, não conseguia respirar. Por favor, não me virem!"

- Querida, mas está tudo bem. Não te vai acontecer nada. Vamos ter de te dar a volta. Estás pronto, Mike? Quando eu disser "três", vamos fazer, "um, dois, três!"

- Não! Por favor, não! Não consigo respirar! Tenho a certeza que vou desmaiar!

- Está tudo bem. Não se preocupem! Eles prenderam o capuz de oxigénio e saíram.

Ao ouvir a respiração pesada do homem, rezei para que as duas horas passassem depressa, para o bem dele e para o meu. De repente, a respiração foi interrompida. A corrida frenética recomeçou, com as irmãs e os assistentes a fazerem o que podiam. Mas era demasiado tarde. Tinha morrido mais um. Lágrimas quentes rolaram-me pelas faces. O medo e o desespero que tinham sido os meus companheiros constantes nos primeiros dias voltaram a dominar-me. Com um horror crescente, apercebi-me cada vez mais de que a unidade de cuidados intensivos era uma sala de morte. Sentia que a minha própria vida estava por um fio e não conseguia compreender como é que ainda estava vivo. Pouco tempo depois, quando me estavam a virar, também perdi a consciência e deixei de respirar. No entanto, em poucos minutos trouxeram-me de volta à vida".

"Sabia que estava no meu leito de morte, tinha a premonição de que ia morrer como o Tom, como aquele outro homem. Eles tinham lesões semelhantes às minhas. Foi por isso que pensei que os médicos tinham considerado a possibilidade da minha morte. Só têm medo de mo

dizer".

"Deitei-me na semi-escuridão da enfermaria. Devia estar feliz por a operação ter sido bem sucedida, por estar a recuperar. Estava deitado numa enfermaria solitária. Mas não conseguia alegrar-me. Sentia-me invadido pela tristeza e pelo desespero. Pela primeira vez desde o acidente, rezei para morrer.

- Jackie! -Eu estava a ficar zangado. -Dê-me um espelho e imediatamente....

"O rosto no espelho mal se assemelhava a um rosto humano. Quando olhei para o meu reflexo, vi olheiras à volta dos meus olhos, que estavam vidrados em buracos profundos. Tinha perdido peso de 67 kg para 44 kg e parecia um fantasma de pele amarelada. A minha cabeça rapada acentuava ainda mais o meu aspeto de esqueleto. Quando pronunciei as palavras, vi os meus dentes. Estavam cobertos de placa negra de vários medicamentos. A partir desse momento, estive perto do suicídio.

- Jackie, tens de me ajudar. Eles só me estão a manter vivo. Mas não é justo. Eu vou morrer de uma maneira ou de outra. Porque é que eles não me deixam morrer? Jackie, por favor, tens de me ajudar! implorei-lhe.

- Mas o que é que tem, Joni?

- Não sei, não sei. Dá-me alguma coisa, sabes, dá-me montes de comprimidos.

- Estás a dizer que te devia matar?", perguntou Jackie, com os olhos arregalados.

- Sim, acho que sim. Não, não me podias ter matado. Podias apenas ajudar-me a morrer um pouco mais cedo. Pensa, por favor, já estou quase morto. Não me ajudaria a reduzir o meu sofrimento? Se eu pudesse mexer-me, fá-lo-ia eu mesmo!

Tornei-me amargurado e desesperado.

-Suplico-te, corta-me os pulsos, não sinto nada. Não vai doer. Mas depois vou morrer, Jackie. Por favor, faz qualquer coisa!"

"Pensei em muitos planos sobre como levar a cabo a minha decisão. Tomar os comprimidos a mais seria o mais fácil, mas as irmãs seriam rápidas a aperceberem-se disso e começariam a fazer o estômago revirar. Claro, a Jackie podia cortar os pulsos. Eu podia esconder as minhas mãos debaixo do lençol, mas não ia resultar. A única coisa que restava era esperar que algum acidente hospitalar me matasse.

"A vida aqui é como viver numa torre de marfim. Toda a gente aqui está mais ou menos na mesma situação. Se passarmos tempo suficiente confinados a uma cadeira, podemos ir para casa. E é muito mais fácil viver com pessoas que estão na mesma situação que nós. Mas

quando se sai do asilo, é muito difícil. As pessoas de fora pensam que se as nossas pernas estão paralisadas, deve haver algo de errado com a nossa cabeça. Tratam-te como um idiota. É por isso que toda a gente está ansiosa por voltar aqui, comparando mentalmente os seus traumas corporais e mentais com os dos outros.

Acredito que vários factores contribuem para os pensamentos suicidas, como exemplificado pela doente grave Joni: Dores intoleráveis resultantes de ferimentos ou de intervenções cirúrgicas (passagem 2), pesadelos, alucinações e medos constantes (passagens 3, 4, 5), mortes de doentes com diagnósticos semelhantes ocorridas à frente dessas pessoas (passagens 4, 5) e a constatação de que o pessoal médico nem sempre presta ajuda atempada, a constatação do seu desamparo e inferioridade em resultado de uma doença física, a constatação de que se existe apenas ao nível da satisfação das necessidades fisiológicas básicas, a perceção social inadequada destes "aleijados" (excertos 4, 7); para as mulheres, é sobretudo a mudança de aparência que desempenha um papel importante, talvez até mais do que a dor do traumatismo (excerto 7). Joni mostra uma espécie de "ligação psicológica" com pessoas que, como ela, são incapazes de se defenderem sozinhas. Vive profundamente a morte de cada uma delas e prepara-se para a sua. Neste contexto, desenvolve gradualmente uma visão particular do mundo: apercebe-se de que a vida não tem sentido: "Não há um sentido superior para a vida. A vida é passageira, é condicionada pelo acaso. Trabalho, família, amizade - etapas a caminho da morte. Existimos apenas por um curto período de tempo.

Além disso, parece-me que há duas mortes na descrição: o pessoal de enfermagem, representado pelos auxiliares, não ouviu de todo os pedidos do doente ligado à campânula de oxigénio para não o virar, e em poucos minutos a morte já tinha ocorrido (excerto 5). No entanto, ninguém prestou atenção a este caso. E, além disso, é o segundo caso de morte de um doente por desatenção da equipa de enfermagem. E o primeiro doente, o Tomás? Podemos considerar que ele morreu devido à entrega intempestiva do aparelho de respiração (passagem 4) e considerar a atuação do pessoal médico como uma consequência de negligência? E quantos outros doentes existem como ele? [3].

CAPÍTULO 1
A DIFERENÇA ENTRE INTENÇÃO E PREVISÃO NAS DECISÕES DE CESSAÇÃO MÉDICA

VIDA

1.1. *As distinções tradicionais entre actos e omissões que causam ou não causam a morte e intenções/antecipação da morte não podem servir para distinguir de forma coerente entre decisões admissíveis e inadmissíveis de pôr termo à vida*

Em muitos países, é chocante que os médicos se envolvam em actividades que resultam na morte previsível de doentes. Em determinadas circunstâncias, podem recusar tratamentos de suporte de vida ou administrar doses letais de medicamentos para o alívio da dor e dos sintomas, plenamente conscientes do "*duplo efeito*" dessas doses. No entanto, na maioria dos países, os médicos não estão autorizados a pôr deliberadamente termo à vida dos seus doentes, prescrevendo ou administrando medicamentos letais não terapêuticos, ou seja, a eutanásia.

Antes da Lei sobre os Direitos dos Doentes Terminais do Território do Norte da Austrália (1995), os Países Baixos eram o único país do mundo onde os médicos podiam, explícita e deliberadamente, pôr termo à vida de doentes terminais a pedido do próprio doente. Embora a eutanásia e o suicídio assistido por médicos continuem a ser ilegais neste país, o Parlamento neerlandês reconheceu que os médicos que os praticam não devem ser processados se cumprirem determinadas regras.

A morte já não é um acontecimento natural como era no passado. Pelo contrário, a maioria dos doentes morre em ambiente hospitalar, em resultado de uma decisão médica de pôr termo à vida. Cerca de 40% de todas as mortes (e 54% de todas as mortes não agudas) resultam de uma decisão médica de pôr termo à vida: esta decisão pode ser tomada através da recusa de tratamento de manutenção da vida, da administração de medicamentos sintomáticos e potencialmente encurtadores da vida e da eutanásia.

Em todos estes casos, os médicos tomam decisões deliberadamente, sabendo ou acreditando que isso conduzirá à morte dos seus doentes. Isto significa que a questão relevante não é se os médicos devem ou não ser autorizados a pôr termo à vida dos seus doentes, mas quando é que o podem fazer.

Considere os seguintes casos:

O Sr. Aingels, paciente do Dr. Adams, está a morrer de uma doença debilitante progressiva. Está quase completamente paralisado e precisa de uma máquina de "pulmão artificial" para o manter vivo. Está a sofrer muito e quer morrer. Pede ao médico que desligue a máquina. O Dr. Adams concorda e o Sr. Angels morre três horas mais tarde de insuficiência respiratória. O Sr. Brown, doente do Dr. Bernard, está a morrer da mesma doença que o Sr. Aingels. Ele também precisa de uma máquina de "pulmão artificial" para o manter vivo e quer morrer. Pede ao Dr. Bernard que lhe dê uma injeção de um agente letal. O Dr. Bernard concorda e aplica-lhe uma injeção de cloreto de potássio. O Sr. Brown morre alguns minutos depois.

O Sr. Charles, paciente do Dr. Clemens, sofre de um cancro na garganta que o ameaça de morte por asfixia. Em grande sofrimento, pede à Dra. Clemens que lhe ponha termo à vida. Ela explica-lhe que isso não é possível, mas que irá aumentar gradualmente a dose de analgésicos e de medicamentos para aliviar os sintomas. Diz que, dentro de um ou dois dias, as doses serão tais que o Sr. Charles morrerá em resultado dos seus esforços para aliviar o seu sofrimento. A Dra. Clemens inicia a medicação e 18 horas depois o Sr. Charles morre.

O Sr. David, o doente da Dra. Daisy, encontra-se literalmente na mesma situação que o Sr. Charles. A pedido do doente para pôr termo à sua vida, a Dra. Daisy administra-lhe uma dose letal de cloreto de potássio e, em poucos minutos, o doente morre.

Em muitos países, o que os Drs. Adams e Clemens fizeram é legal. Ao mesmo tempo, o que os Drs. Bernard e Daisy fizeram é ilegal. Será que isso é correto? Esta questão foi abordada numa decisão recente do Tribunal de Recurso dos EUA para o Nono Circuito, Compassion for the Dying v. State of Washington. Na sua opinião cuidadosamente fundamentada, apoiada por uma maioria de oito contra três, o Juiz Reinhardt registou que, para que o Estado possa apoiar razoavelmente uma proibição da eutanásia, seria necessário identificar uma diferença substancial entre a eutanásia e "a conduta ... que o Estado reconhece explicitamente". Argumentou que, neste caso, não era suficiente explicar a distinção entre agir e abster-se de agir. Em muitos casos de recusa de tratamento, é incontestável que os recusantes cometem actos que resultam na morte previsível dos seus pacientes.

O caso não é ajudado sequer pela consideração do conceito de nexo de causalidade. Um médico que retira um tratamento causa a morte, com a mesma certeza que se administrasse uma injeção letal. Embora se possa dizer que é a doença que vai causar a morte, o Dr. Göran argumenta que não é esse o caso quando o médico aplica um tratamento paliativo que encurta a vida. Nesse caso, é o médico, e não a doença, que causa a morte. O juiz Reinhard concluiu que, em todos estes casos, "não há dúvida de que o médico dá a entender que, em resultado da sua ação, o doente vai morrer".

Esta é uma conclusão revolucionária, em desacordo com o princípio moral tradicional da *"dupla penalização"* e com a visão prevalecente da lei. Se aceitarmos o ponto de vista deste tribunal, não só os Drs. Bernard e Daisy, mas também os Drs. Adams e Clemens tiveram a intenção de causar a morte dos seus pacientes. No entanto, de acordo com as opiniões prevalecentes na lei, apenas os Drs. Bernard e Daisy cometeram actos ilegais, enquanto os Drs. Adams e Clemens seriam considerados como tendo aderido às boas práticas médicas. Devemos ater-nos à visão convencional? Na minha opinião, não. Há boas razões para concordar com a conclusão *do* juiz Reinhardt de que a lei deve deixar de distinguir entre decisões de fim de vida permissíveis e não permissíveis com base em conceitos como *ação - abster-se de ação, causar - não causar a morte e, mais importante, intenção - não ter a intenção de causar a morte.*

1.2. *As leis que proíbem os médicos de praticar a eutanásia*
são discriminatórias e injustas

O principal argumento é que a visão convencional discrimina injustamente os doentes que chegaram ao fim das suas vidas, estão a sofrer e querem morrer. Esta questão foi levantada noutro importante processo judicial dos EUA: Timothy E. Quill et al. contra o Estado de Nova Iorque. Com base na permissibilidade legal para os médicos interromperem o tratamento, Quill argumentou

"A remoção de um sistema de suporte de vida que resulte na morte do doente requer o envolvimento direto de um médico. Quando esses doentes estão num estado são, escolhem conscientemente a morte como uma solução preferível a viver nas circunstâncias em que são forçados a viver. No entanto, alguns doentes moribundos em agonia, que não podem ser aliviados do seu sofrimento, mas que não dependem de tratamento de manutenção da vida, não têm essa escolha ao abrigo das restrições legais existentes. É injusto, arbitrário e desumano privar alguns doentes moribundos de uma escolha tão importante devido às condições arbitrárias das suas vidas que determinam se estão dependentes de sistemas de suporte de vida que podem ser interrompidos."

O Tribunal de Recurso concordou e anulou a proibição do suicídio medicamente assistido com o argumento de que esta discriminava os doentes "azarados" por não necessitarem de um sistema de suporte de vida que pudessem recusar.

1.3. *Flexibilidade e possibilidade de interpretação ambígua da decisão de pôr termo à vida fim da vida*

Este argumento parece muito convincente. Poder-se-á argumentar que o abrandamento da proibição da eutanásia poderia ter consequências piores? Provavelmente não. Para além do facto de as pessoas serem tratadas injustamente, não existe publicidade ou defesa legal na situação atual.

O problema reside no conceito de *intenção (previsão).*

A opinião convencional é que os médicos não prevêem todas as consequências previsíveis dos seus actos. Este facto encoraja uma flexibilidade extrema e uma interpretação arbitrária das decisões em fim de vida. Os médicos que, por qualquer razão, não desejem praticar a "eutanásia" dispõem de outros meios para alcançar o mesmo resultado. Em vez de utilizarem cloreto de potássio, os Drs. Bernard e Daisy poderiam, por exemplo, utilizar drogas terapêuticas comuns para apressar a morte dos seus doentes, e as suas acções passariam de homicídio criminoso a "boa prática médica".É claro que os doentes podem morrer em horas ou dias em vez de minutos, mas isso não tem nada a ver com as intenções dos médicos.Além disso, se se pensa que os médicos que praticam estes tipos de actos letais mais lentos não têm intenção de pôr termo à vida dos seus pacientes, será que se pode dizer que os que utilizam meios mais rápidos têm essa intenção?Esta questão foi levantada no julgamento do Dr. Jack Kevorkian, que foi acusado de ajudar a pôr termo à vida de dois doentes terminais, mas foi absolvido por um júri. Nos termos da lei do Michigan, "uma pessoa não é culpada de suicídio assistido criminoso se administrou medicamentos e procedimentos com a intenção de aliviar a dor e o desconforto e não de causar a morte", mesmo que esse tratamento "possa apressar ou aumentar o risco de morte". A alegação do Dr. Kevorkian de que não implicava a morte dos seus pacientes não é convincente. Este caso mostra a possibilidade de diferentes interpretações das decisões de fim de vida, bem como o facto de estarmos a lidar com noções subjectivas (e objectivas) de intenção. Ninguém pensa que os médicos prevêem todas as consequências previsíveis e provavelmente "únicas" das suas acções ou da sua recusa em tomar medidas que encurtem a vida.Se a intenção for entendida num sentido amplo e "objetivo", então a morte resultante de qualquer decisão médica deliberada de pôr fim à vida (de modo a que a morte não seja acidental ou não intencional) deve ser considerada uma consequência intencional. Uma vez que este não é o ponto de vista geralmente aceite, segue-se que os estatutos e leis existentes se baseiam numa noção subjectiva de intenção [!Griffith:

The Regulation of Ethanasia]. Isto significa que, muitas vezes, apenas o próprio médico pode dizer se previu a morte do paciente ou se apenas a antecipou como uma consequência inevitável do que fez.

"Isto significa que a regulamentação e o controlo das decisões em fim de vida serão muito difíceis, se não mesmo impossíveis. Mesmo que as distinções entre consequências diretamente pretendidas e meramente previstas tenham algum significado em discussões filosóficas ou teológicas abstractas, pouco significam à cabeceira do doente."

Como escreve John Griffith: *"As decisões médicas em causa sucedem-se de tal forma umas às outras e todo o processo de tomada de decisão é tão específico de uma situação, que identificar quando é que a intenção de um médico mudou de "alívio da dor" para "morte" (com a consequência de estarem em causa regras jurídicas muito diferentes) é inteiramente arbitrário. Os médicos não podem ser culpados por enquadrarem as decisões médicas de fim de vida da forma que lhes é mais conveniente".*

Ou seja, a visão convencional não encoraja a honestidade e a abertura na relação médico-doente, nem encoraja o consentimento do doente. Se o doente pedir o recurso à eutanásia e o médico consentir, este último participa (de forma controversa) na cessação intencional da vida, independentemente de estar a administrar um agente terapêutico ou não terapêutico ou a pôr termo a um sistema de suporte de vida. Se esta questão não for levantada e o consentimento do doente não for pedido, é muito mais fácil descrever as decisões médicas de pôr termo à vida simplesmente como representando uma "boa prática médica".

Se aceitarmos o consentimento do paciente nas decisões médicas de fim de vida como o aspeto central da formação do direito nessas acções, então temos de ter em conta as consequências deste facto. Um estudo de grande envergadura efectuado nos Países Baixos mostra que, mesmo num país onde a eutanásia pode ser praticada abertamente, a maioria dos pacientes morre em consequência de decisões não eutanásicas e muitos morrem sem dar o seu consentimento [1, 2, 3, 5].Resulta de tudo o que foi dito que devemos deixar de perguntar se um médico "tem a intenção" de causar a morte ou se simplesmente "permite" que ela aconteça. Estas distinções podem ser moralmente relevantes no contexto de quaisquer pontos de vista morais ou religiosos, mas não constituem uma base adequada para uma abordagem societal das questões do fim da vida. O que é necessário é um quadro regulamentar unificado para todas as decisões médicas em fim de vida, cuja base não assente em noções subjectivas de intenção, mas em garantias processuais como o consentimento do doente [6].

CAPÍTULO 2
A EUTANÁSIA É UM ACTO DE MISERICÓRDIA?

As pessoas são conhecidas por terem medo da morte. Por vezes, entram em pânico. Ao apercebermo-nos da sua inevitabilidade, não podemos deixar de concordar com o antigo filósofo Séneca, que dizia: "A morte é a lei, não o castigo".

Eutanásia significa "morte fácil" em grego. A eutanásia é o direito de uma pessoa a morrer, a matar em nome da compaixão. Acontece que esse direito existe. E esta é uma das peculiaridades da dialética da vida.

No nosso país, prevalece um ponto de vista: não à eutanásia, a medicina existe apenas para ajudar os doentes e prevenir doenças, não para matar pessoas. Para o provar, cito de seguida os resultados de um estudo sociológico realizado em 1991-1992. O Instituto Finlandês de Saúde Ocupacional e o Instituto de Sociologia da Academia Russa de Ciências sobre o tema: "Papéis profissionais e familiares dos médicos". Entre outras coisas, foram colocadas aos inquiridos várias questões no domínio da ética biomédica [1].

O problema da eutanásia remonta aos tempos da Grécia e Roma antigas. O interesse crescente que lhe é atribuído nos tempos modernos deve-se ao facto de, apesar dos progressos da medicina, a mortalidade numa série de doenças graves continuar a ser elevada.

No estado americano do Oregon, de acordo com a Lei sobre a Morte e a Dignidade, aprovada em 1997, qualquer adulto de mente sã que tenha sido informado por vários médicos de que não viverá mais de um mês pode pedir a um estabelecimento de saúde que lhe forneça um medicamento para "acabar com o seu sofrimento e pôr termo à sua vida de uma forma humana e digna". O médico que prescreve esse medicamento não o administra. O doente deve tomar ele próprio o "medicamento".

Isto não significa, porém, que a eutanásia seja legal nos Estados Unidos. Na maioria dos estados deste país, a lei prevê uma grave responsabilidade criminal para aqueles que ajudam outra pessoa a cometer suicídio.

Os autores estrangeiros chamam a atenção para o facto de a esmagadora maioria dos doentes com doenças terminais (principalmente cancro) que desejam deixar a vida se encontrarem num estado de depressão, com ideação suicida obsessiva. Por isso, é importante perceber que uma ideação suicida não é o mesmo que um pedido de eutanásia por parte do doente.

É frequentemente sugerido na literatura que um tratamento inadequado nos Países Baixos pode ser uma razão para pedir a eutanásia. É difícil concordar com isto, mas é certamente provável que o sofrimento do doente moribundo vá muito para além da dor física. Outros factores, tais como a perda de mobilidade, a perda de atividade, combinados com um sentimento crescente de desespero e de dependência dos outros, podem causar grande angústia. Outra componente do sofrimento é a perda de autoestima. Embora esta seja uma componente muito subjectiva, o doente considera-a muito importante. Este facto é confirmado por uma investigação realizada nos Países Baixos.

Em 1990, os doentes solicitaram a eutanásia pelas seguintes razões

* *perda de autoestima - 57%,*

* *dor-46%,*

* *morte indigna - 46%,*

* *dependência de terceiros - 33%,*

* *fadiga com a vida-23%.*

Em apenas 10 dos 187 casos, a dor foi apontada como a única causa. Os resultados destes estudos reflectem as conclusões de outros estudos, também realizados nos Países Baixos, segundo os quais a dor foi a razão mais importante em apenas 5% dos casos. Verificou-se que os doentes habituados a tolerar a dor desejavam menos a eutanásia do que os que sofriam de depressão. O exemplo neerlandês mostra que as principais razões para os pedidos de eutanásia são a perda de autoestima e o processo indigno de morrer, que o doente considera totalmente inaceitável [7].

Em 1995, o Papa João Paulo II proferiu no Vaticano uma das mais fortes condenações do aborto e da eutanásia, afirmando que a sua legalização era equivalente à legalização de crimes que destroem a sociedade. *"Os políticos e as leis que se opõem à vida levam a sociedade à degeneração, não só moral, mas também demográfica e económica"*, afirmou. E apesar de 75% dos italianos se considerarem católicos, o aborto foi legalizado neste país em 1978 e apoiado num referendo em 1981 [jornal Zerkalo Nedeli.- 2000.- Nº 44 (de 11.XI)].

2.1.   Algumas questões éticas que se colocam nos países pós-soviéticos

Recentemente, os jornalistas começaram a noticiar na imprensa a possível violação da ética médica por parte dos médicos aquando da remoção de órgãos de cadáveres para posterior transplante em doentes necessitados. Basta familiarizarmo-nos com o conteúdo dos artigos publicados nos jornais

[Komsomolskaya Pravda.-1991.-13 de dezembro; 1992.-20 de março; Kommersant.- 1991.-

#40 (30 de setembro-6 de outubro); Kuranty.-1992.-#3; Arkh.pat.-1978.-#9.- pp.1121- 1126], onde são considerados vários problemas éticos da transplantação, incluindo questões comerciais do "comércio de órgãos [Komsomolskaya Pravda.-1992.-19 de março; URSS. Ministério da Saúde. Despacho 191 de 15.02.85; Kommersant.-1991.-#44].

Ao mesmo tempo, há a impressão de que tanto os jornalistas como os médicos de reanimação não estão suficientemente conscientes da condição única do corpo humano, em que a morte cerebral ocorre enquanto o coração está a funcionar.

Como é sabido, durante muitos séculos, a morte humana era declarada apenas após a cessação da atividade cardíaca e da respiração. A aplicação de métodos de reanimação permitiu identificar um novo estado do organismo humano - a morte cerebral, em que há um desenvolvimento de necrose total do cérebro, do tronco cerebral e dos primeiros segmentos cervicais com um coração a funcionar. Surgiu o problema moral e ético mais difícil - reconhecer uma pessoa morta em caso de necrose total do cérebro, mas com atividade cardíaca preservada e equiparar a morte cerebral à morte de uma pessoa em geral. Por isso, em alguns países, o estabelecimento da morte cerebral e, por conseguinte, da morte humana, foi elevado à categoria de lei. A remoção de órgãos neste estado é de particular importância para o transplante, uma vez que um coração em atividade proporciona uma melhor preservação funcional.

O diagnóstico de morte cerebral é universalmente aceite em todo o mundo. O termo "morte cerebral irreversível" deve ser categoricamente rejeitado e equiparado ao termo "morte cerebral". O termo "morte cerebral irreversível" não é um diagnóstico, mas é utilizado pelos neurologistas para se referirem a processos extensos no cérebro que resultam num estado de ausência, por vezes com insuficiência respiratória mas com função cardíaca preservada e função parcial do tronco cerebral. A sua base morfológica é constituída por enfartes múltiplos extensos, atrofia cerebral, hidrocefalia, processos inflamatórios e degenerativos. Todos eles formam síndromes irreversíveis bem conhecidas na prática neurológica: estado apálico ou vegetativo, síndromes de decorticação e descerebração. A vida destes doentes pode ser prolongada por muitos meses e anos e depende inteiramente dos cuidados e da prestação de funções metabólicas.

O desenvolvimento de legislação sobre morte cerebral no nosso país foi iniciado em 1984. Nessa altura, a Comissão Permanente de Cooperação Sanitária da CMEA adoptou um protocolo sobre o desenvolvimento de critérios para a determinação da morte cerebral.

Depois, o Ministério da Saúde da URSS emitiu o Despacho n.º 191, de 15 de fevereiro de 1985, sobre a aprovação da "Instrução Temporária sobre a Constatação da Morte" [10]. Em resposta ao pedido de aprovação da Instrução Temporária sobre a Constatação da Morte [10], que continha uma secção relativa ao diagnóstico de morte cerebral com um coração em funcionamento, o Instituto de Investigação de Transplantologia de Órgãos Artificiais apresentou por duas vezes "Regulamentos sobre o procedimento de remoção de órgãos de dadores cadáveres" (junho de 1985) e "Instruções sobre o procedimento de remoção de órgãos e tecidos de dadores cadáveres" (maio de 1986). Estes materiais não previam a informação dos familiares e o seu consentimento para a remoção de órgãos, bem como a vontade do falecido, que podia, em vida (se tivesse conhecimento disso), legar o consentimento para a remoção de órgãos ou, pelo contrário, rejeitá-lo. Foi permitida a participação de um médico assistente de cuidados intensivos na comissão de morte cerebral, o que poderia facilitar a expressão de descrença no diagnóstico e outras objecções por parte dos familiares. Além disso, a comissão estava habilitada a autorizar a remoção de órgãos, o que é inaceitável, uma vez que é independente e o seu objetivo é estabelecer a morte cerebral e notificar os familiares. O projeto permitia o transporte de um dador cadáver para uma instituição médica para a remoção de órgãos, após o que o cadáver seria transportado para "exame patológico e anatómico para a instituição médica e preventiva de onde foi trazido". A realização de uma autópsia após a remoção de órgãos é dificilmente aceitável. O Instituto de Investigação de Neurologia apresentou por duas vezes críticas ao regulamento e às instruções, em junho de 1985 e maio de 1986, mas estas não foram tidas em conta.

O desrespeito pela legalidade da remoção de órgãos deu origem a numerosos artigos de imprensa sobre o assunto e até a referências à possibilidade de transacções comerciais. Na 44ª (quadragésima quarta)sessão da Assembleia Mundial de Saúde, em 1987-1988, foram elaboradas "Diretrizes que regulam o transplante de órgãos humanos", nas quais os direitos humanos relativos à remoção de órgãos são apresentados com especial cuidado, sendo proibida a publicidade, as transacções comerciais e a receção de dinheiro pelo corpo humano e suas partes. Atualmente, está prevista uma lei da Federação Russa "sobre o transplante de tecidos e órgãos humanos". O projeto de lei contém violações graves que, no futuro, podem conduzir a situações de conflito de importância moral e ética.

Em primeiro lugar, não existe um conceito de morte cerebral propriamente dito. Em vez disso, utiliza-se o termo indefinido e controverso "morte cerebral irreversível", que não é um diagnóstico, mas é frequentemente utilizado, como já foi referido, para síndromes neurológicas completamente diferentes. Em vez deste conceito vago, o diagnóstico de "morte cerebral" é utilizado em todo o mundo.

Em segundo lugar, os direitos humanos, tanto durante a vida como após a morte, têm de ser perfeitamente respeitados. Para o efeito, o conhecimento da legislação existente sobre a remoção de órgãos de um cadáver é da maior importância. Só com base no consentimento informado, que é universalmente aceite como obrigatório, é que este procedimento pode ser levado a cabo.

Os direitos humanos são grosseiramente violados no projeto apresentado:

"A *remoção de órgãos de um cadáver é permitida desde que a pessoa em questão não se tenha oposto a ela durante a sua vida, ou se os familiares da pessoa falecida não tiverem manifestado a sua indisponibilidade para que os seus órgãos e tecidos corporais sejam removidos para transplante após a morte"*. Este "consentimento" dificilmente pode ser chamado de consentimento, uma vez que o falecido pode não ter tido conhecimento da forma como o seu corpo seria tratado após a morte. Os familiares do falecido não podem alegar que o falecido não queria que os seus órgãos fossem removidos em vida, uma vez que nem o falecido nem os próprios familiares podem ter conhecimento, sem conhecimento especial, da legislação sobre a remoção de órgãos de um cadáver. Por conseguinte, o primeiro princípio orientador estabelece que a remoção de órgãos só é possível "*se tiverem sido obtidos todos os tipos de aprovação exigidos por lei"*. É necessário, antes da aprovação da Lei da Federação Russa "Sobre a Transplantação de Tecidos e Órgãos Humanos", adotar uma lei separada sobre a morte cerebral, que assegure o cumprimento de todos os critérios para o estabelecimento da morte cerebral, tal como é feito em muitos países do mundo. A lei contribuirá para o cumprimento da ordem de reconhecer uma pessoa como morta em caso de coração a funcionar. Esta condição nem sequer é mencionada no projeto de lei. A lei relativa à morte cerebral está ligada à proteção dos direitos humanos e à criação de condições óptimas para o transplante de órgãos [9].

Será possível considerar o desejo dos doentes moribundos de morrerem com dignidade nestas condições, quando os actos dos profissionais de saúde têm bases legais e são condicionados em maior medida pelo interesse comercial? Será que a vida das pessoas que necessitam de transplantes de órgãos vale tais sacrifícios? Então, porque é que os doentes que pedem aos médicos para lhes porem termo à vida, não dão o seu consentimento para a remoção dos seus órgãos para salvar a vida de outra pessoa? Talvez muitos problemas, na minha opinião, ficassem resolvidos. E, nesse caso, poderíamos realmente falar de misericórdia, tanto da parte dos próprios doentes desesperados como da parte dos profissionais de saúde.

2.2. O que pensam os médicos sobre a eutanásia

A revista "Doctor" [4] publicou um artigo de L. Durnov "Eutanásia - morte fácil? A revista "Doctor" [4] publicou um artigo de L. Durnov "Eutanásia - uma morte fácil?". Em resposta a esta publicação, houve muitos comentários, tanto de apoiantes como de opositores da eutanásia [7, 8]. O mais memorável para mim foi o comentário de F. Chumakov, que passo a citar: *"Já vi muitas mortes. Na maioria dos casos, é difícil morrer. Há um provérbio muito conhecido: **duas mortes não podem acontecer, mas uma não pode ser evitada.** Ao ressuscitarmos um doente sem esperança, condenamo-lo a pelo menos duas mortes. Não me esqueço de um doente com cancro da laringe. Morreu de hemorragias arteriais recorrentes em consequência de uma necrose extensa dos tecidos moles do pescoço, que ocorreu na sequência de uma sobredosagem de radiação gama durante a radioterapia.*

Durante 10 dias, foi reanimado três vezes (a última vez sem sucesso). Assim, cumprindo o nosso dever médico, obrigámos este doente a morrer três vezes, tendo ganho apenas 10 dias da morte. Mas como ele passou esses dias!".

"Parece-me que alguns dos "fortes opositores" da eutanásia, nomeadamente aqueles que não se opõem ao aborto, estão a ser hipócritas. Na eutanásia, estamos a cumprir a vontade do doente e a ajudar um idoso irremediavelmente doente ou decrépito que já não pode viver na terra, um inválido sem esperança que não quer continuar nessa posição, ou um doente que sofre de dores longas e intoleráveis. No aborto, mata-se uma criança (feto) que tem toda a sua vida pela frente. Não se sabe quantos génios a humanidade perdeu em consequência do aborto, que património genético foi destruído. Até à data, as nossas leis proíbem a eutanásia e permitem o aborto. Como é que compreendemos isto?

Analisando as declarações de uma pessoa respeitada, doutora em ciências médicas, relativamente à primeira passagem, gostaria de dizer o seguinte: como é que se pode tratar uma pessoa de tal forma que ela morreu em consequência de uma sobredosagem de radioterapia e depois tentar salvar-lhe a vida três vezes, sabendo que não se conseguiu?

Quanto à segunda passagem, gostaria de dizer ao médico: "Deus nos livre de alguma vez ser um "velho decrépito" e cair nas mãos do mesmo médico assistente que o ajudará a "reformar-se da vida".

Parece-me que F. Chumakov julga com demasiada severidade, dividindo a humanidade em "génios" e todas as outras pessoas. A história já conhece casos de uma tal visão do mundo, que conduziu à tragédia (teoria fascista da "raça pura").

No que diz respeito ao aborto, é difícil discordar. A Declaração da Associação Médica Mundial sobre o Aborto Terapêutico (Oslo, 1970) afirma

1.   O principal dever moral do médico, tal como articulado na Declaração de Genebra, é o respeito pela vida humana: "Terei o maior respeito pela vida humana desde o momento da sua conceção".

2.   As circunstâncias que colocam os interesses vitais da mãe em conflito com os interesses vitais da criança criam um dilema: a gravidez pode ou não ser interrompida intencionalmente?

3.   As diferentes atitudes resultam de atitudes diferentes em relação à vida do recém-nascido e estão relacionadas com crenças e consciências pessoais, que devem ser respeitadas.

4.   Não é prerrogativa da profissão médica ditar a atitude de qualquer Estado ou comunidade relativamente a este assunto. É nossa responsabilidade tentar proteger os nossos doentes e os direitos do médico na comunidade.

5.   Por conseguinte, nos casos em que a lei permite o aborto terapêutico ou em que está a ser debatida legislação sobre esta matéria, e sempre que tal não seja contrário à política da associação médica nacional e as autoridades estejam dispostas a aceitar a posição da profissão médica, devem ser seguidos os seguintes princípios

•   O aborto só deve ser efectuado como procedimento terapêutico;

•   A decisão de interromper uma gravidez deve ser tomada, se possível por escrito, por pelo menos dois médicos com competência profissional adequada;

•   O procedimento é efectuado por um médico devidamente qualificado numa sala designada para o efeito.

6.   Se um médico considerar que as suas convicções não lhe permitem recomendar ou efetuar um aborto, pode retirar-se, assegurando-se de que a doente recebe cuidados médicos de um colega qualificado.

7.   Esta declaração, embora aprovada pela Assembleia Geral da Associação Médica Mundial, não pode, no entanto, ser considerada vinculativa para os membros da associação que não a aceitem.

Não se pode deixar de ler o artigo de Lev Abramovich Durnov, diretor do Instituto de

Investigação de Oncologia e Hematologia Pediátrica, que levanta a difícil questão da atitude de um médico em relação à eutanásia [4].

No seu início está esta frase: *"Não darei a nenhum homem o remédio letal que me é pedido, nem indicarei o caminho para tal desígnio". Hipócrates*

L.A. Durov escreve que muitas pessoas gravemente doentes têm dias "negros" e "claros", tal como as pessoas saudáveis. Dores constantes, que nem sempre podem ser aliviadas, incapacidade de fazer o seu trabalho preferido, mau tempo do lado de fora da janela e má família - que vida é esta! Mas agora as dores diminuíram um pouco, é possível fazer alguma coisa, há sol do lado de fora da janela e a minha filha chegou - como a vida é bela, apesar de tudo! Muitas vezes, o pedido de uma "morte fácil" vem dos familiares dos doentes. Vendo o sofrimento insuportável de um ente querido e sabendo que são os seus últimos dias, pedem ao médico que ajude o moribundo a morrer.

No seu artigo, cita muitos casos de eutanásia ativa (em que são utilizados meios para apressar a morte): No Michigan, o antigo patologista Dr. Kevorkian, ou "Dr. Morte", como é conhecido, praticou a eutanásia ativa em 13 doentes; na Austrália, foi praticada a primeira eutanásia legal de um doente com cancro, Dent; em 1993, a Câmara dos Lordes permitiu que Tony Bland, que se encontrava em coma desde 1989 na sequência de um ferimento, fosse desligado; o médico americano Timothy Quill não pôde recusar um doente com um tumor maligno - leucemia - que pediu um medicamento que, em caso de overdose, conduz à morte; O reumatologista inglês Nigel Cox foi condenado a pena de prisão por ter administrado cianeto de potássio a um doente que sofria há anos de uma forma grave de artrite reumatoide acompanhada de dores excruciantes; o Tribunal de Telavive deferiu o pedido de eutanásia de Mariam Tzadok, que sofria de uma forma incurável de cancro, e a eutanásia passiva (quando um médico se recusa a fazer qualquer coisa para prolongar a vida do doente).

Além disso, cita casos de eutanásia na ficção: o romance de Sidney Sheldon, o livro de Rau "Perversão no Amor" (o presidente da câmara de uma cidade francesa mata a pedido da mulher, que sofria de um cancro incurável), "Encontra-me no Paraíso" de Christelle e Isabelle Zachert, entre outros.

Para além das referências à literatura, às publicações na imprensa e aos seus próprios casos - é claro que o médico não concordou com os pedidos de eutanásia dos seus pacientes - Lev Abramovich também faz referência às leis, à opinião da Igreja e às declarações de Max Frisch, Epicuro e outros.

2.3. Leis

A Declaração da Associação Médica Mundial de 1981 afirma: "O paciente tem o direito de morrer com dignidade". Este facto é confirmado pela lei russa sobre cuidados médicos. O Estado do Michigan adoptou uma lei que proíbe o suicídio assistido. No Código Penal da RSFSR de 1992, uma nota ao artigo que pune o homicídio reconhecia o direito ao perdão se o homicídio fosse cometido por compaixão, a pedido persistente da vítima. No entanto, esta nota foi retirada devido ao facto de poder abranger demasiados homicídios premeditados.

2.4. Igreja

O arcebispo romano Clancy escreveu: "*A adoração da vida humana é a pedra angular da civilização. Quando ela desaparecer, a sociedade desintegrar-se-á.*

Outra figura religiosa, Gino Copseti: "*Todos ficarão horrorizados com este caso escandaloso de eutanásia, que foi pago*".

A Igreja sempre foi contra o suicídio, e é ainda mais contra a eutanásia. "*Enfrentemos o suicídio com a mais ardente indignação e fustigaremos com a palavra de amor quem se permitir tratar este grave pecado com indulgência, leviandade e ainda mais aprovação*" - dizia o padre F. Ornatsky em 1894, quando todos os doentes com tumores malignos morriam e não existiam métodos modernos de anestesia.

2.5. Provérbios

Max Frisch: "*Não faz diferença se uma pessoa se suicida ou morre de morte natural. A morte voluntária é o fim perfeito da vida, porque todas as nossas vidas dependem da vontade dos outros e só a morte depende da nossa.*

Prof. Shamov: "*Muitas vezes estamos convencidos de que a luta contra a doença deve ser travada em qualquer condição do doente. O médico não ganha em todos os casos, muitas vezes em condições terminais temos de engolir a pílula amarga da derrota, no entanto, se apenas um em cada cem desses doentes voltar à vida - então todos os esforços do médico são justificados*".

Epicuro: "A Hermachus de Epicuro saudações! Quando te escrevi isto, estava a viver um dia feliz, que é, ao mesmo tempo, o meu último dia. Tenho sido assombrado por uma angústia tal que nada, ao que parece, pode ser acrescentado à sua força.

Mas ao sofrimento do corpo contrapus a força do espírito que vinha da recordação das minhas invenções."

O artigo de L. Durov termina com as seguintes palavras: "O que é que eu pediria para mim? Assim, vemos dois artigos e duas opiniões opostas (F.Chumakov e L.Durov). Penso que cada um deles julga este problema sendo materialista e idealista. É difícil ser um médico materialista sem valores espirituais e qualidades anímicas. É difícil, antes de mais, para os próprios doentes e para os seus familiares. Por vezes, só a fé num "milagre" ajuda a curar doentes aparentemente sem esperança, quando estes só podem esperar por um "milagre". Penso que um médico deve ser simultaneamente materialista (para não cometer erros com base nos conhecimentos médicos) e idealista (nos casos em que a medicina é impotente e não se quer perder a fé na cura milagrosa dos doentes).

2.6. Estudo sociológico do problema da eutanásia

Os inquiridos eram 316 médicos de Moscovo pertencentes a diferentes categorias de idade e sexo e categorias profissionais médicas. A pergunta foi formulada da seguinte forma: "Considera a eutanásia aceitável? Foram dadas quatro opções de resposta: "Sim, se o doente o desejar", "Em casos excepcionais", "Em nenhuma circunstância", "Nunca pensei nisso".

32 inquiridos (mais de 10%) *não responderam* de todo a esta pergunta. Este número excede largamente o número de não respostas a qualquer outra pergunta. Das quatro categorias etárias, a maior percentagem de não respostas registou-se nos grupos etários mais velhos. Em termos de especialidade médica, o maior número de não respostas registou-se entre os ginecologistas e os médicos de clínica geral (15-20%).

Se somarmos o número de não respondentes e os que responderam *"Nunca pensei nisso (a)"*, verifica-se que quase metade dos inquiridos não quis ou não pôde exprimir uma opinião definitiva sobre esta questão. Isto significa que muitos médicos não estão conscientes da existência do problema da eutanásia (e talvez do próprio termo). É possível que uma parte dos inquiridos destas duas categorias tenha evitado uma resposta definitiva, porque a pergunta não lhes pareceu suficientemente formulada de forma definitiva. É caraterístico que uma grande proporção dos inquiridos que responderam *"Nunca pensei nisso (a)"* pertença a categorias etárias mais velhas. Estes dados contradizem a suposição óbvia de que os médicos com mais experiência e prática de vida pensam mais frequentemente em questões de vida e morte. Há aqui uma outra tendência - o maior interesse pelo problema da eutanásia por parte dos jovens médicos indica uma mudança nas atitudes de valor caraterísticas da consciência profissional dos médicos.

Mais de 40% dos que responderam à pergunta e mais de 35% de todos os inquiridos, contrariamente às normas legais e éticas oficialmente proclamadas, acreditam que a eutanásia é permitida em algumas situações. O mesmo padrão pode ser traçado aqui: a percentagem dos que escolheram a primeira e a segunda opções de resposta *"Sim, se o paciente quiser" e "Em casos excepcionais" é* a mais elevada (49%) entre os médicos da categoria etária mais jovem (21-30 anos) e diminui nos mais velhos. Talvez esta seja outra prova da tendência acima referida e, em certa medida, o fator de menor interiorização das normas profissionais por parte dos jovens especialistas esteja a atuar.

Das duas respostas positivas, a referência à autonomia do doente ocorre apenas no primeiro caso. É possível que, em qualquer caso, a presença ou ausência de tal desejo não seja considerada pelo inquirido como um argumento decisivo. Para além disso, os dados relativos à segunda opção de resposta mostram que quanto mais jovens são os médicos, mais inclinados estão a autorizar a eutanásia sem referência à opinião do doente.

Acha que a eutanásia é aceitável?

Indicador	Sim, se o doente desejar	Em casos excepcionais	Em nenhuma circunstância	Nunca pensei nisso.	Total
Idade (anos)					
21-30	*7*	*19*	*9*	*17*	*52*
31-40	*12*	*29*	*14*	*41*	*86*
41-50	*9*	*16*	*7*	*34*	*66*
51-65	*14*	*11*	*11*	*30*	*66*
Paulo					
Homens	*20*	*25*	*14*	*38*	*97*
Mulheres	*22*	*50*	*27*	*85*	*159*
Especialidade					
Psiquiatra	*5*	*10*	*7*	*14*	*36*
Pediatra	*3*	*12*	*2*	*25*	*42*
Anestesista	*5*	*11*	*7*	*10*	*26*
Cirurgião	*4*	*S*	*9*	*25*	*47*
Ginecologista	*4*	*6*	*3*	*14*	*27*
Terapeuta	*12*	*13*	*11*	*24*	*60*
Neurologista	*3*	*7*	*2*	*2*	*13*
Outros	*6*	*8*	*1*	*10*	*25*
Posição					
Professor, Professor Associado	*1*	*1*	*1*	*3*	*6*
Médico-chefe, chefe de departamento. e	*S*	*6*	*5*	*22*	*41*
Médico especialista	*22*	*36*	*20*	*50*	*128*
Residente	*7*	*17*	*11*	*35*	*70*
Outros	*4*	*14*	*3*	*13*	*34*
Local de trabalho					
INSTITUTO DE INVESTIGAÇÃO	*4*	*25*	*15*	*27*	*71*
Hospital Regional	*22*	*26*	*18*	*36*	*102*
Hospital especializado.	*2*	*4*	*1*	*10*	*17*
Policlínica, centro médico, etc.	*n*	*16*	*5*	*47*	*79*

Os indicadores relativos à opção ***"Sim, se o doente quiser"*** mostram, pelo contrário, que os médicos da faixa etária mais idosa são os que mais frequentemente se orientam pela vontade do doente (não se registam diferenças significativas entre as outras faixas etárias). Aparentemente, a experiência acumulada ao longo de muitos anos de contacto direto com doentes graves e irremediáveis e uma compreensão mais concreta do sofrimento humano e da morte têm um efeito. De uma forma simplificada, podemos dizer que esta opção de resposta sugere a eutanásia por compaixão, enquanto que ***"Em casos excepcionais"*** coloca a tónica na ineficácia prática dos tratamentos de manutenção da vida.

Quanto à avaliação da eutanásia por homens e mulheres, a proporção é de cerca de 1:2. A proporção de recusas também é semelhante em ambas as categorias.

Os dados relativos à opção de resposta *"Nunca pensei nisso"* indicam que as mulheres são mais susceptíveis do que os homens de não emitir um juízo definitivo. No entanto, na mesma medida em que os médicos do sexo masculino são mais propensos do que as médicas do sexo feminino a fazer um julgamento definitivo, eles tendem a permitir a eutanásia a pedido do paciente.

O próximo fator que influencia a atitude em relação à eutanásia é a especialidade do médico. A quarta opção de resposta *"Nunca pensei nisso"* foi escolhida por uma parte relativamente pequena dos anestesistas e, sobretudo, dos neurologistas. As mesmas categorias também lideram entre aqueles que consideram a eutanásia aceitável, e aqui os neuropatologistas estão visivelmente à frente de todas as outras categorias. O facto é que o problema da eutanásia é especialmente grave nos casos de doenças irreversíveis do cérebro e do sistema nervoso central. Os neurologistas são mais frequentemente do que outros confrontados com tais casos, estão mais conscientes da ineficácia da terapia de manutenção da vida para restaurar a personalidade do doente e, por conseguinte, estão mais inclinados a considerar a eutanásia permissível.

É interessante notar que os médicos de todas as especialidades, sem exceção, escolhem mais frequentemente a segunda opção *"Em casos excepcionais"*.

Se excluirmos os pediatras, porque os seus pacientes não podem fazer um julgamento competente, a preferência mais óbvia é dada aos neurologistas, anestesistas e psiquiatras, que tendem a guiar-se não só pela vontade subjetivamente expressa do paciente, mas por uma avaliação objetiva do seu estado atual e previsível.

Os dados sobre a atitude de um médico em relação à eutanásia, consoante a sua posição, são interessantes. A categoria mais popular aqui é a de médico especialista: é também a que representa a maior parte dos que se esquivaram a responder (cerca de 15%). Ao mesmo tempo, na mesma categoria, excluindo a categoria de difícil interpretação "outros", o maior número de inquiridos escolheu a 4ª opção: *"Nunca pensei nisso"*.

Estes inquiridos, por um lado, são os mais próximos (juntamente com os residentes) do doente e, por outro lado, são mais frequentemente obrigados a assumir o ónus das decisões. No conjunto, esta categoria representa mais de 47% das respostas às duas opções "permitir" a eutanásia. Assim, a proximidade da cabeceira do doente torna o médico mais tolerante à eutanásia.

É também de salientar que apenas na categoria dos médicos chefes e chefes de serviço prevalece o número dos que preferem a 4ª opção de resposta. Obviamente, uma vez que estes cargos de responsabilidade são mais frequentemente ocupados por pessoas de idade mais avançada, estas são mais susceptíveis de se deixarem guiar pela vontade do doente.

Os dados sobre a relação entre o local de trabalho principal e as atitudes em relação à eutanásia revelam dois grupos semelhantes: empregados de institutos de investigação e médicos de hospitais gerais, por um lado, e hospitais psiquiátricos (ou outros especializados), policlínicas e postos médicos, por outro. No primeiro grupo, há um número significativamente maior de pessoas que têm uma posição definida sobre a eutanásia, tanto permitindo como não permitindo. No segundo grupo, há um número consideravelmente maior de pessoas que preferem a quarta opção de resposta.

Este facto é fácil de explicar porque, em ambulatório, é menos provável que os médicos sejam confrontados com decisões de vida ou de morte.

É digno de nota que, entre o pessoal dos institutos de investigação, é muito pequena a percentagem dos que fazem depender a admissibilidade da eutanásia da vontade do doente e, pelo contrário, é grande a percentagem dos que permitem a eutanásia em casos excepcionais. Este facto deve-se à predominância do seu interesse de investigação sobre o interesse de assegurar o bem do doente. Outro fator que pode influenciar esta atitude é a complexidade dos casos que têm de tratar.

Pelo contrário, para a categoria dos médicos de hospitais gerais, os indicadores para as duas primeiras opções de resposta são bastante próximos, e aqui, em comparação com todas as outras categorias, a percentagem dos que estão inclinados a guiar-se pela vontade do doente é relativamente elevada.

Assim, em conclusão, podemos dizer que mais de metade dos inquiridos não pode dizer nada sobre a eutanásia. Os médicos mais jovens mostram mais interesse pelo problema da eutanásia e são mais susceptíveis de a autorizar. Ao mesmo tempo, entre os que autorizam a eutanásia em geral, há quase o dobro dos que procedem com base na vontade do doente e dos que se guiam principalmente por dados objectivos sobre o estado do doente.

Há também uma tendência clara: quanto mais perto os médicos estão da "cabeceira" e quanto mais frequentemente têm de lidar com doentes em estado crítico, mais tolerantes são em relação à eutanásia.

Encontramos aqui uma das contradições objectivas do progresso científico e técnico no domínio da biomedicina, quando, permitindo a manutenção da vida em situações inimagináveis até há pouco tempo, os médicos prolongam muitas vezes o sofrimento grave de doentes sem esperança, que nem sempre consideram justificadas as acções dos médicos em relação a si próprios.

O facto de mais de 35% do número total de inquiridos, contrariamente às normas legais e deontológicas oficiais, considerarem a eutanásia permitida é particularmente revelador.

Mesmo que não 35, mas 95% de todos os médicos na Rússia fossem a favor da eutanásia, isso não seria uma razão suficiente para a sua legalização. A decisão só pode ser tomada depois de um amplo debate público, porque o significado do debate público, bem como o significado das normas legais e éticas, é identificar e harmonizar interesses diferentemente direcionados [10, 11].

Quanto à minha opinião sobre esta questão, penso que a eutanásia não pode ser legalizada. Ninguém pode tirar a vida a uma pessoa, especialmente a um doente sem esperança. O problema poderia ser resolvido através da criação de hospícios - instituições médicas e sociais para doentes sem esperança. O médico é o salvador original da vida. Então, como é que ele a pode tirar? E o que dizer do juramento de Hipócrates*: "Não darei a ninguém um remédio letal que me seja pedido, nem indicarei o caminho para tal ideia".*

Num dos artigos [2], um dos argumentos dos apoiantes da eutanásia é que os fundos são gastos para manter vivas pessoas condenadas. Seria melhor ajudar os verdadeiramente necessitados. E são dados exemplos:

"Quando dizem que é preciso matar alguém para poupar dinheiro, a primeira coisa que citam são as crianças com defeitos congénitos. Porquê crianças doentes? Porque não podem lutar, ainda não conhecem a mãe de vista e, pior do que tudo, se forem bem tratadas, podem viver uma vida longa e, durante essa vida longa, consomem recursos significativos. A oportunidade de poupar dinheiro com estas crianças não é desperdiçada na Alemanha, onde este problema foi resolvido em meados dos anos 30, ou na China: as crianças com defeitos congénitos são mantidas em orfanatos especializados, onde não recebem cuidados e são mal alimentadas. Esta é a forma mais elementar de matar - nenhuma destas crianças vive mais de 2 meses.

Mas se pensarmos assim, talvez devêssemos começar a poupar dinheiro com os deficientes, os sem-abrigo, as crianças abandonadas, fechar lares de idosos, abrigos para crianças sem-abrigo, ou, por exemplo, porque não poupar dinheiro com os prisioneiros, porque "consomem muitos recursos"? Porque é que só se pode "poupar dinheiro" com os doentes indefesos e as crianças com malformações congénitas e não, por exemplo, com os delinquentes: escroques, maníacos, assassinos, estripadores? Não será porque as crianças irremediavelmente doentes e indefesas não podem lutar? A vida delas está nas nossas mãos e elas confiam-na a nós. Muitas vezes, a decisão de praticar a eutanásia é tomada por familiares atormentados ou, pelo contrário, os próprios doentes chegam à conclusão de que a sua existência é irremediável, porque não querem ser um fardo para os seus familiares. Então, em relação a quem é que a eutanásia é considerada "misericórdia compassiva"? Eu, pelo menos, não vejo a eutanásia como uma espécie de misericórdia compassiva. Atualmente, o progresso da medicina atingiu um nível tal que existe uma enorme variedade de analgésicos para aliviar a dor.

Uma vez que um dos estudos de grande escala nos Países Baixos que descrevi acima menciona a morte *indigna* como uma das principais causas do desejo de morrer, recorri à investigação do Dr. Raymond Moody, que descreve o fenómeno da continuação da vida após a morte do corpo no seu livro Life After Life. Será que o livro que tenho agora nas minhas mãos ajuda a compreender o que está por detrás do "morrer com dignidade"?

CAPÍTULO 3
EXISTE VIDA APÓS A MORTE?

O livro de R. Moody relata as experiências reais de pessoas que foram reconhecidas como clinicamente "mortas" e que foram reanimadas. Os testemunhos de pessoas que passaram por essas experiências são muito semelhantes, até nos pormenores individuais [6].

Num dos capítulos, o autor aborda o problema das "experiências de quase-morte ligadas a uma tentativa de suicídio". Este tipo de experiência é unanimemente caracterizado como muito doloroso. Como diz uma mulher

"Se deixares este mundo com uma alma sofredora, a tua alma também sofrerá lá." Um homem, angustiado com a morte da sua mulher, suicidou-se com um tiro, "morreu", mas depois reviveu. Ele conta: *"Não cheguei ao sítio onde estava a minha mulher. Cheguei a um sítio terrível... Vi o erro que tinha cometido.... Pensei: quem me dera que não tivesse sido eu a fazê-lo".* Outros que experimentaram este estado desagradável disseram que se sentiam como se estivessem condenados a estar nessa posição durante muito tempo. Sentiram-no como um castigo por terem "quebrado as regras" ao tentarem libertar-se prematuramente da vida, uma espécie de "missão", o cumprimento de um determinado objetivo de vida.

As pessoas que passaram por essa condição disseram que o suicídio é um grande infortúnio que vem com uma punição severa. Uma pessoa que teve uma experiência de quase morte durante um acidente disse: *"Enquanto estava lá, senti claramente que havia duas coisas que eram absolutamente proibidas para mim - matar-me e matar outra pessoa. Se eu me suicidasse, isso significaria que estaria a atirar o dom de Deus à Sua cara. Matar outra pessoa é interferir com o plano de Deus para essa pessoa.*

Estes sentimentos encontram-se em grande parte dos antigos argumentos teológicos e morais contra o suicídio. São Tomás de Aquino argumentou que a vida é um dom divino e que é uma prerrogativa divina, não humana, tirá-la.

Depois de ler isto, cheguei à conclusão de que as pessoas que pedem a eutanásia a um médico querem transferir o seu "pecado de suicídio" para os ombros do médico. Se o médico aceitar realizar este tipo de desejo do doente, as suas "mãos ficarão cobertas com o sangue do doente" e a sua morte ficará na consciência do médico.

Aqueles que tinham experimentado "morrer" expressaram a mesma ideia - que já não têm medo da morte. No entanto, nenhuma das pessoas entrevistadas por Moody procura a morte ou a deseja. Todas elas têm consciência de que têm determinadas tarefas nesta vida física e rejeitam certamente o suicídio como forma de regressar à realidade em que estiveram. Só que agora o estado de morte não lhes aparece como algo assustador, ameaçador. *"Agora não tenho medo de morrer. Isso não significa que a morte seja desejável para mim, ou que eu queira morrer agora. Não quero viver lá agora porque acho que devo viver aqui. Mas não tenho medo da morte porque sei para onde irei depois de deixar este mundo, uma vez que já lá estive antes."*

A principal razão pela qual a morte deixa de ser assustadora é o facto de o sobrevivente já não duvidar de que a vida não termina com a morte do corpo. E, para essa pessoa, já não se trata de uma possibilidade abstrata, mas de um facto da sua própria experiência.

Alguns dos sobreviventes descrevem a morte como uma transição de um estado para outro ou uma saída da consciência para um nível superior de ser. Uma mulher que viu a sua família vir ao seu encontro na altura da "morte" compara a morte a "regressar a casa". Outros dizem: *"A vida é como uma prisão. Mas neste estado, simplesmente não nos apercebemos da prisão que o nosso corpo é para nós. A morte é como uma libertação, uma saída da prisão. Essa é provavelmente a melhor coisa com que a posso comparar.*

Para compreender o que atrai os sobreviventes para uma determinada fase da experiência de morrer, a ponto de não quererem regressar a casa:

"Estava fora do meu corpo físico e senti que tinha de tomar uma decisão.... Apercebi-me de que tinha de decidir uma coisa: ou sair daqui ou voltar para trás. Por outro lado, era muito estranho, e eu ainda queria ficar. Era absolutamente espantoso perceber que teria de fazer o bem na Terra. Então pensei e decidi: Sim, tenho de voltar e viver".

Tentarei reproduzir as fases do morrer descritas pelo autor na sequência em que ocorrem (o próprio autor descreve um modelo teórico do morrer, permitindo uma reorganização dos seus acontecimentos).

Inexpressibilidade

As pessoas que passaram por esta experiência caracterizam-na como inefável, ou seja, inexprimível:

"É um verdadeiro desafio para mim explicar-vos tudo isto, porque todas as palavras que conheço são tridimensionais. Ao mesmo tempo, quando estava a passar por isto, não conseguia parar de pensar: bem, aqui estamos nós, quando estava a estudar geometria, ensinaram-me sempre que só existem três dimensões, e eu sempre acreditei nisso. Mas isso está errado. Há mais".

Sentimentos de paz e tranquilidade

Muitas pessoas descrevem sensações e sentimentos extremamente agradáveis durante as primeiras fases da sua experiência. *"No momento da lesão senti uma dor súbita, mas depois toda a dor desapareceu. Senti-me como se estivesse a flutuar num espaço escuro. Não senti nada a não ser paz, alívio - exatamente paz. Descobri que todas as minhas ansiedades tinham desaparecido e pensei que estava em paz, que era bom e que não havia dor."*

Ruído

Muitos relatos referem todo o tipo de sensações auditivas invulgares no momento ou antes da morte. Por vezes, são extremamente desagradáveis. Eis as descrições de diferentes pessoas: *"um zumbido muito desagradável vindo do interior da minha cabeça"; "um zumbido alto, que poderia ser descrito como um zumbido, e eu estava como que num estado de rotação"; "comecei a ouvir música, música majestosa, muito bonita".*

Um túnel escuro

Muitas vezes, ao mesmo tempo que o efeito sonoro, há uma sensação de viajar a grande velocidade através de um espaço escuro. Para o descrever, utilizam-se muitas expressões diferentes: é descrito como uma caverna, um poço, uma passagem, um espaço fechado, um túnel, uma chaminé, um vácuo, um vazio, um ralo, um vale, um cilindro.

"A primeira coisa que ouvi - quero descrevê-lo exatamente como aconteceu - foi um zumbido, um ruído muito rítmico, qualquer coisa como: brrrrninnnnnnnnnnnnng-brrrrninnng-brrrrnng, depois movi-me - pode pensar-se nisso como algo sobrenatural - através de um longo espaço escuro. Era como um túnel. Eu estava a mover-me e continuava a ouvir este ruído de toque".

Fora do corpo

Antes das experiências de quase-morte, a atitude das pessoas em relação a esta questão não diferia da do cidadão comum. É por isso que o moribundo fica tão espantado depois de atravessar um túnel escuro. Porque dá por si a olhar para o seu corpo físico como se fosse um observador exterior, um "terceiro". As reacções emocionais a este estado variam. A maioria das pessoas diz que, no início, sente um desejo desesperado de voltar ao seu corpo, mas não sabe como o fazer. Outros relatam sentir um medo muito intenso e pânico. Alguns descrevem uma reação positiva ao seu estado. *"Olha, eu nem sequer sabia que tinha este aspeto. Sabe, estou habituado a ver-me apenas em fotografias ou no espelho e, em ambos os casos, pareço plano. Mas, de repente, eu, ou o meu corpo, era completamente diferente - e eu conseguia ver isso. Demorei alguns minutos a reconhecer-me".*

Num ou dois casos que o Dr. Moody conheceu, pessoas moribundas cuja alma, mente, consciência (ou pode chamar-lhe outra coisa qualquer) se tinha separado do corpo, disseram que depois de saírem não sentiam que tinham um invólucro corporal. Eles percebiam-se como consciência "pura". O autor escolheu o termo "corpo espiritual" para descrever este fenómeno. Estas propriedades do corpo espiritual, que parecem ser limitações, podem também ser vistas como a ausência de limitações. Uma pessoa que possui um corpo espiritual está numa posição privilegiada em relação aos outros: pode vê-los, ouvi-los, mas eles não o vêem nem o ouvem. Viajar neste estado é extremamente fácil. Os objectos físicos não constituem qualquer obstáculo e a deslocação de um lugar para outro pode ser muito rápida, quase instantânea. Além disso, o corpo espiritual, embora não seja visível para as pessoas que possuem corpos físicos, é "algo". Todos concordam que ele tem uma forma ou contorno (às vezes arredondado ou na forma de uma nuvem informe, e às vezes parecido com o contorno de um corpo físico) e até mesmo partes separadas (saliências ou superfícies semelhantes a braços, pernas, cabeça, etc.). Entre as palavras e expressões utilizadas pelas diferentes pessoas, encontram-se: nevoeiro, nuvem, fumo, vapor, algo transparente, nuvem colorida, algo fino, uma mancha de energia, etc. E, finalmente, quase toda a gente nota que, quando se está fora do corpo, o tempo não existe.

"Lembro-me de ser levado para a sala de operações. Durante esse tempo, saí várias vezes do meu corpo e voltei a entrar nele. Podia ver o meu corpo físico diretamente de cima. Ao mesmo tempo, estava num corpo, mas não num corpo físico, mas num outro corpo, que posso caraterizar como uma espécie de energia. Se tivesse de o descrever por palavras, diria que era transparente e espiritual, por oposição aos objectos materiais. Ao mesmo tempo, tinha definitivamente partes separadas.

O mais impressionante da experiência foi que, quando a minha "essência" parou por cima da minha cabeça, foi como se estivesse a decidir se devia sair ou voltar para o meu corpo. Parecia que, mesmo assim, o tempo ainda não se tinha movido.

A natureza da perceção é semelhante e diferente da perceção do corpo físico. Como vimos, a sinestesia, ou seja, o estado interno do corpo, está ausente enquanto tal. Por outro lado, as sensações correspondentes à audição e à visão físicas permanecem inalteradas em relação ao estado físico. *"Quando eu queria discernir alguém à distância, parecia-me que uma parte de mim, uma espécie de puxão, estava a alcançar o que eu queria ver. Naquela altura, parecia-me que o que quer que estivesse a acontecer em qualquer parte da Terra, eu poderia estar lá se quisesse."*

A "audição" inerente ao corpo espiritual só pode ser assim designada por analogia com a que ocorre no mundo físico, uma vez que a maioria dos entrevistados testemunha que não ouviu, de facto, um som físico ou uma voz. Parece, antes, que percebem os pensamentos das pessoas que os rodeiam e, como veremos mais adiante, este mesmo mecanismo de transmissão direta de opiniões desempenha um papel importante nas fases posteriores da experiência da morte.

"Via as pessoas à minha volta e percebia tudo o que diziam. Não as ouvia como vos ouço a vós. Era como se eu reconhecesse o que elas estavam a pensar, mas isso só era percebido através da minha mente, não através do que elas estavam a dizer. Eu já os percebia um segundo antes de abrirem a boca para dizer qualquer coisa.

Conhecer os outros

Em muitos casos, as almas das pessoas encontram-se com outros "seres espirituais": os seus parentes falecidos, os seus amigos, os doentes que morreram pouco tempo antes. Estes seres estavam presentes com eles para ajudar e facilitar a passagem dos moribundos para um novo estado ou para os informar que a hora da sua morte ainda não tinha chegado e que deviam regressar ao seu corpo físico. Noutros casos semelhantes, os doentes relataram que ouviram uma voz que lhes dizia que ainda não estavam mortos e que teriam de regressar novamente. Finalmente, estes "seres espirituais" podem ter uma forma indeterminada.

"Quando eu estava morto e no vazio, falava com as pessoas. Mas não podia dizer que eram pessoas. De vez em quando, falava com uma delas, mas não conseguia ver ninguém. Quando tentava saber o que se passava, recebia sempre uma resposta mental de uma delas a dizer que estava tudo bem. Nunca deixavam a minha mente sozinha no vazio.

"Ouvi uma voz, mas era uma voz não humana, e a sua perceção ultrapassava os limites da sensação física. Esta voz dizia-me que tinha de regressar, e não senti qualquer medo de regressar ao meu corpo físico".

Uma criatura brilhante

A impressão mais profunda nas pessoas foi o encontro com o ser luminoso. A identificação varia de pessoa para pessoa e depende do ambiente religioso em que a pessoa foi formada, da sua educação e da sua fé pessoal. Os cristãos acreditam que essa luz é Cristo. As pessoas que não acreditam dizem simplesmente que viram um "ser luminoso". O amor e o calor que dele emanam não podem ser descritos por palavras. O moribundo sente um alívio e um calor totais, uma atração irresistível por essa luz.

Logo após o seu aparecimento, esta criatura entra em contacto com a pessoa que se aproxima, pois consegue "captar pensamentos". A troca de pensamentos é quase instantânea. O primeiro pensamento que transmite tem a forma de uma pergunta: "Estás preparado para a morte? Estás pronto para morrer? O que é que fizeste na tua vida que me possas mostrar? Ao mesmo tempo, não há qualquer acusação ou ameaça nesta pergunta, toda a gente sentiu apenas um amor e um apoio totalizante vindo da luz. Pelo contrário, parece que esta pergunta é feita para levar a pessoa ao caminho do conhecimento de si própria, para a convidar a ser franca.

"No início, quando a luz apareceu, não percebi bem o que estava a acontecer. Era linda, tão brilhante, tão radiante, mas não me cegava de todo. Era uma luz sobrenatural. Era a luz da compreensão absoluta e do amor perfeito". Mentalmente, ouvi: "Amas-me?" Não foi dito na forma de uma pergunta definitiva, mas o significado poderia ser expresso como: "Se realmente me amas, volta e termina na tua vida o que começaste". Como vê, foi uma espécie de teste para mim, o mais significativo de toda a minha vida. Senti-me muito bem - segura e rodeada de amor. O amor que vem dele é algo inimaginável, indescritível.

Imagens do passado

A aparição inicial do ser luminoso, o julgamento e as perguntas sem palavras são o prelúdio do momento mais marcante e intenso, durante o qual ele mostra à pessoa imagens, como se fosse uma visão geral da sua vida. É óbvio que o "ser luminoso" conhece toda a vida da pessoa e não precisa de qualquer informação. A sua única intenção é provocar uma reação.

Ao ver essas imagens da vida de uma pessoa, o "ser luminoso" não deixou de sublinhar a importância do amor. *"Os momentos em que isso se manifestou mais fortemente foram em relação à minha irmã. Sempre fui muito próximo dela, e ele mostrou-me vários casos em que fui egoísta para com a minha irmã, e depois vários casos em que lhe mostrei realmente amor e compaixão. Ele disse-me que eu devia esforçar-me por ajudar as pessoas, esforçar-me por ser uma pessoa melhor".*

Também parecia estar interessado em perguntas sobre o conhecimento. De cada vez que ele anotava os acontecimentos relacionados com os ensinamentos, dizia-me que eu devia continuar a aprender e que, quando ele viesse buscar-me de novo (nessa altura já me tinha dito que eu voltaria), a busca do conhecimento permaneceria. Disse-me que era um processo contínuo, e tive a sensação de que continuaria mesmo depois da morte. Acho que ele estava a tentar ensinar-me enquanto revíamos as cenas da minha vida".

Fronteira ou limite

Em alguns exemplos, os pacientes relataram que, durante a experiência de quase-morte, se aproximaram de algo que poderia ser chamado de fronteira ou limite: um corpo de água, um barco que liga duas margens, um nevoeiro cinzento, uma porta, uma cerca que se estende ao longo de um campo, ou simplesmente uma linha. *"Uma luz brilhante apareceu diante de mim. Uma pergunta mental ou verbal chegou à minha consciência: "Queres morrer? Respondi: Não sei. Então a luz branca disse-me: "Atravessa esta linha e saberás". Senti que havia uma linha à minha frente, embora não a visse de facto. Assim que passei esta linha, tive uma sensação ainda mais espantosa de paz, calma, sem ansiedade.*

Regresso

Em todos os entrevistados, os primeiros momentos da sua morte são dominados por um desejo frenético de regressar ao corpo. Mas quando o defunto chega a uma certa fase da morte, não quer voltar, sobretudo se encontrou um "ser luminoso". Outros sentiram que "receberam permissão" de Deus ou de um "ser luminoso" para viver ou porque foram obrigados a cumprir uma missão. E em alguns casos, as pessoas sentem que as orações ou o amor dos outros, dos seus entes queridos, podem trazê-las de volta, independentemente do seu próprio desejo.

"Estive ao lado da minha tia durante a sua doença grave. Durante toda a doença, alguém da família rezou pela sua recuperação. Várias vezes ela deixou de respirar, mas nós trouxemo-la de volta. Uma vez, ela olhou para mim e disse: Joana, tenho de lá ir, é tão bonito. Quero ficar lá, mas não posso enquanto rezas para que eu fique contigo. Por favor, não rezes mais. Parámos e ela morreu logo".

Impacto na vida

A experiência teve um efeito muito subtil e calmante na vida destas pessoas. Muitos disseram que as suas vidas se tinham tornado mais profundas e significativas porque a experiência os tinha tornado mais interessados em questões filosóficas fundamentais. Por exemplo, um destes doentes disse que o estado da sua mente se tinha tornado a principal preocupação, e que o cuidado do corpo vinha em segundo lugar - era simplesmente necessário para manter uma vida sã. Um outro sente que é agora seu dever na terra aprender o tipo de amor que sentiu na questão do "ser luminoso": poderá ele amar os outros da mesma maneira? Muitos sublinham a importância da aquisição de conhecimentos. "Não importa a idade que tenhas, não deixes de aprender. Acho que a aprendizagem é um processo que dura para sempre".

Uma nova atitude perante a morte

Cada um destes sobreviventes exprimiu a mesma ideia: já não têm medo da morte. A morte deixa de ser assustadora porque o sobrevivente já não duvida que a vida não termina com a morte do corpo. Eles oferecem analogias da morte como uma saída da consciência para um nível superior de ser. Uma mulher que conheceu os seus familiares durante a sua "morte" compara agora a morte com o "regresso a casa". Outros comparam a morte a um acontecimento agradável: acordar, ser libertado da prisão. *"A vida é como uma pena de prisão. Mas, neste estado, não nos apercebemos da prisão que o nosso corpo é para nós. A morte é como uma libertação, uma libertação da prisão. É a melhor coisa com que a posso comparar".*

Naturalmente, nenhuma das pessoas mencionou a imagem mitológica comum da existência pós-morte: o céu com portas de pérolas pavimentadas a ouro, anjos alados tocando harpas; ninguém falou do fogo do inferno e de demónios com forquilhas.

CAPÍTULO 4
LEGALIZAR A EUTANÁSIA OU O SUICÍDIO ASSISTIDO: A ILUSÃO DE SEGURANÇA E DE CONTROLO

Em 30 anos, os Países Baixos passaram da eutanásia de pessoas com doenças terminais para a eutanásia de pessoas com doenças crónicas; da eutanásia por doença física para a eutanásia por doença mental; da eutanásia por doença mental para a eutanásia por angústia psicológica ou sofrimento mental - e agora para a eutanásia simplesmente se a pessoa tiver mais de 70 anos e estiver "cansada de viver". Os protocolos de eutanásia holandeses também passaram de pacientes conscientes que dão consentimento explícito para pacientes inconscientes incapazes de dar consentimento. A negação da eutanásia ou da PAS *nos Países Baixos é agora considerada uma forma de discriminação contra as pessoas com doenças crónicas, sejam elas físicas ou psicológicas, porque essas pessoas serão obrigadas a "sofrer" mais tempo do que as que estão em estado terminal. A eutanásia não voluntária é agora justificada com base no dever social dos cidadãos e no pilar ético da beneficência. Nos Países Baixos, a eutanásia deixou de ser uma medida de último recurso para passar a ser uma medida de intervenção precoce. A Bélgica seguiu o exemplo e, no Oregon, surgem provas preocupantes, nomeadamente no que se refere à proteção das pessoas com depressão e à objetividade do processo.*

Palavras-chave: *actos, rejeição de actos, morte, intenções, terminação da vida, eutanásia, suicídio assistido.*

A eutanásia é geralmente definida como um ato praticado apenas sob a supervisão de um médico que põe deliberadamente termo à vida de uma pessoa a seu pedido [11, 12]. Para o efeito, o médico prescreve uma substância letal. O "suicídio assistido por um médico" (a seguir designado por suicídio), por um lado, surge como a decisão de um doente de autoadministrar uma dose letal de um medicamento prescrito por um médico.

Até à data, os Países Baixos, a Bélgica e o Luxemburgo legalizaram a eutanásia [13, 14]. As leis dos Países Baixos e do Luxemburgo também permitem a eutanásia. Nos Estados Unidos, os Estados de Oregon e Washington legalizaram o "suicídio assistido por médicos" em 1997 e 1999, respetivamente, mas a eutanásia continua a ser ilegal [15]. A situação em Montana permanece atualmente pouco clara; um projeto de lei que legaliza o suicídio assistido foi aprovado pela legislatura estadual em 2010, mas foi recentemente revogado pelo Comité de Direito Estadual do Senado.

Nos Países Baixos, a eutanásia e o suicídio foram formalmente legalizados em 2001, após 30 anos de debate público [16]. Desde os anos 80, a Real Associação Médica Holandesa, em cooperação com o sistema judicial nacional, desenvolveu e adaptou várias vezes orientações e procedimentos para o controlo da eutanásia. Apesar da oposição da Associação Médica Belga, a Bélgica legalizou a eutanásia em 2002, após 3 anos de debate público que incluiu membros de comissões governamentais. O Luxemburgo legalizou a eutanásia e o suicídio em 2009. Na Suíça, embora não tenha sido formalmente legalizada, foi aprovada uma alteração à lei no início do século XX que exclui o suicídio.

A eutanásia, no entanto, é um ato ilegal [17]. Uma pessoa que cometa suicídio pode fazê-lo com a ajuda de uma pessoa assistida, desde que esta não tenha motivos egoístas e não ganhe nada pessoalmente com a morte. Ao contrário de outras jurisdições que exigem que apenas os médicos pratiquem a eutanásia ou o suicídio assistido, a Suíça permite que mais do que apenas os médicos prestem assistência ao suicídio.

Em todas estas jurisdições não existem salvaguardas, critérios ou procedimentos para a implementação de controlos na prática para garantir a ordem pública e para prevenir o abuso ou a utilização indevida da eutanásia [18]. Alguns critérios e procedimentos para a eutanásia são comuns a todas as jurisdições; outros variam de país para país [19, 20]. A fim de evitar o abuso da eutanásia, deve ter-se especial cuidado ao legalizar a eutanásia nos países que a pretendem legalizar. Este artigo de revisão examina a eficácia das garantias e dos "efeitos secundários" na prática da eutanásia.

4.1. Salvaguardas e sua eficácia

Em todos os documentos legislativos, o pedido de eutanásia ou de suicídio deve ser voluntário, ponderado, informado e duradouro no tempo. O requerente deve dar o seu consentimento por escrito e deve ser competente no momento em que o pedido é efectuado. Apesar destas salvaguardas, mais de 500 pessoas nos Países Baixos são colocadas a dormir involuntariamente todos os anos. Em 2005, um total de 2.410 mortes por eutanásia ou suicídio representa 1,7% de todas as mortes nos Países Baixos. Foram administradas substâncias letais a mais de 560 pessoas (0,4% do total de mortes) sem o seu consentimento explícito [27]. Em cada 5 doentes, 1 é posto a dormir sem o seu consentimento explícito. As tentativas de levar estes casos a tribunal falharam, o que sugere que o sistema judicial se tornou mais tolerante com este tipo de comportamento criminoso ao longo do tempo [28].

Na Bélgica, a taxa de mortes por eutanásia involuntária e não voluntária (ou seja, sem consentimento explícito) é 3 vezes superior à dos Países Baixos [38, 39]. A "eutanásia involuntária" inclui situações em que a pessoa tem capacidade, mas não deu o seu consentimento para a "eutanásia involuntária", e situações em que a pessoa é incapaz de dar o seu consentimento por razões como a demência ou o coma. Um estudo recente mostrou que, na parte flamenga da Bélgica, 66 dos 208 casos de "eutanásia" (32%) ocorreram na ausência de um pedido ou consentimento para a realização da eutanásia [17]. As razões para pôr termo vida de uma pessoa sem obter o seu consentimento foram: o facto de o doente estar em coma (70% dos casos) ou em estado de demência (21% dos casos). Em 17% dos casos, os médicos efectuaram a eutanásia sem o consentimento do doente porque acreditavam que a eutanásia era "claramente no melhor interesse do doente" e, em 8% dos casos, os médicos sentiram que discutir a eutanásia com o doente seria prejudicial para este. Estes resultados são consistentes com um estudo anterior em que 25 de 1644 mortes súbitas foram o resultado de eutanásia sem consentimento explícito do doente [38].

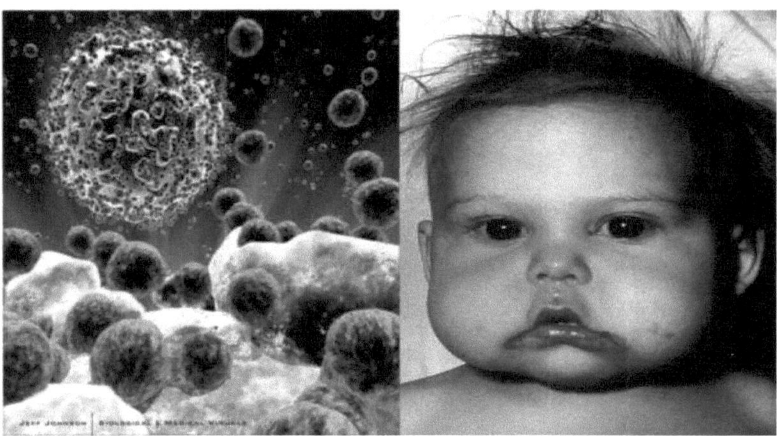

Figura 1. Diagrama esquemático da estrutura da infeção pelo VIH.
Figura 2. A fotografia mostra um bebé com sintomas da doença de Kwashiorkor - desnutrição energético-proteica e deficiência de vitamina B. A doença de Kwashiorkor está associada a uma ingestão inadequada de proteínas, queda de cabelo, inchaço, crescimento deficiente e perda de peso. A estomatite angular é indicativa de deficiência concomitante de vitamina B.

O facto de se contornarem as leis fornece algumas provas da investigação social sobre os "efeitos secundários" da eutanásia descritos por Keown [25,47]. Até à data, na Bélgica, nenhum caso de eutanásia foi remetido para o sistema judicial para investigação posterior. Nos Países Baixos, 16 casos (0,21% de todos os casos registados) foram remetidos para o sistema judicial nos primeiros 4 anos após a entrada em vigor da lei da eutanásia, não tendo sido instaurado qualquer processo por eutanásia [55]. Num caso, um conselheiro que aconselhava um doente terminal sobre a forma de cometer suicídio foi absolvido [38]. Consequentemente, a promulgação da lei da eutanásia indica uma mudança nos valores sociais após a legalização da eutanásia e do suicídio assistido. Em 1987, a Associação Médica Real Holandesa escreveu no preâmbulo das suas diretrizes sobre a eutanásia: "se não houver pedido do doente, então a decisão de pôr termo à sua vida [legalmente] qualifica-se como homicídio ou suicídio, e não como eutanásia". Em 2001, a associação apoiou uma nova lei que inscrevia o desejo de uma diretiva antecipada para a eutanásia como aceitável, com representantes do sistema judicial a tolerar a eutanásia involuntária [17,39,40]. No entanto, as decisões baseadas num pedido de disposição prévia ou num testamento podem ser eticamente problemáticas, porque um pedido que não coincide com o ato não pode ser prova da vontade do doente no momento da eutanásia.

No Oregon, embora um sofrimento insuportável que não possa ser aliviado por medicação deva estar presente numa doença terminal com um prognóstico de menos de 6 meses de vida, não é um requisito básico para que a eutanásia seja efectuada (reconhecendo mais uma vez que o conceito de "sofrimento insuportável" é em si mesmo ambíguo). Esta definição permite que os médicos pratiquem o suicídio assistido sem ter em conta as circunstâncias e preocupações médicas, psicológicas e sociais que normalmente estão na base de um pedido de suicídio assistido. Os médicos são obrigados a indicar que os cuidados paliativos são uma alternativa viável, mas não são obrigados a ter conhecimentos sobre a forma de aliviar o sofrimento físico ou emocional. Até 2001, apenas os adultos nos Países Baixos podiam aceder à eutanásia ou ao suicídio. No entanto, em 2001, a lei passou a permitir a eutanásia a crianças entre os 12 e os 16 anos, com autorização dos pais para a morte de crianças, embora esta faixa etária constitua geralmente um grupo de doentes considerados incapazes de tomar tal decisão[5]. A lei permite mesmo que os médicos procedam à eutanásia em caso de desacordo entre os pais. Em 2005, Groningen tinha adotado um protocolo que autoriza a eutanásia de recém-nascidos e crianças pequenas que "não tenham esperança de uma boa qualidade de vida" [30, 31]. Em 2006, os legisladores da Bélgica anunciaram a sua intenção de alterar a lei para incluir a eutanásia de bebés, adolescentes e pessoas com demência ou doença de

Alzheimer [32].

Figura 3. Fotografia tirada do livro didático da Doença de Hodgkin em 1938.
Figura 4. Ag HIV (antigénio da infeção pelo VIH).   Estatísticas
mostra que as crianças infectadas pelo VIH têm um risco 1200 vezes maior de contrair

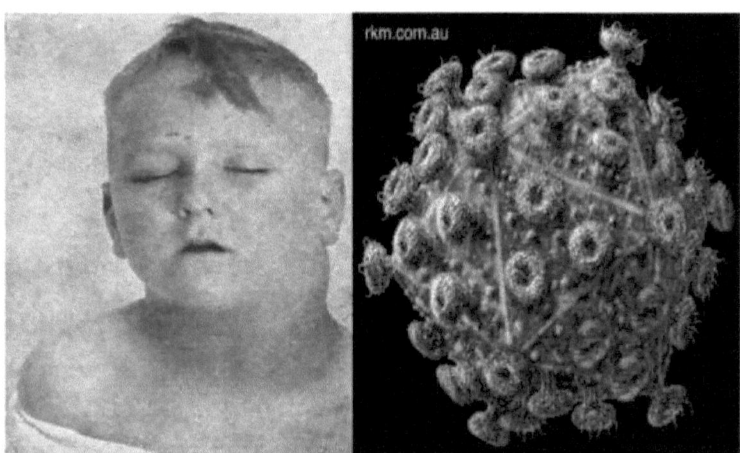

doenças como: linfoma não-Hodgkin - , leiomioma e leiomiossarcoma - 15%, leucemia -
6%, sarcoma de Kaposi - 5%, linfoma de Hodgkin - 3%, carcinoma - 2%. Sem tratamento
da infeção por VIH, a mortalidade aumenta em 40 - 70%. A pneumonia por Pneumocystis
ocorre ocasionalmente em 80% das crianças infectadas pelo VIH.
Na Bélgica, os especialistas optaram por ignorar a exigência de que, no caso de abandono de

doentes terminais, deve ser observado um intervalo de 1 mês desde o momento do primeiro

pedido até à realização da eutanásia. Um especialista referiu que a sua unidade teve em conta

o tempo médio desde a admissão do doente até à realização da eutanásia, parecendo que numa

situação "desesperada" os doentes tinham cerca de 3,5 dias [33]. Este especialista argumentou

que o princípio subjacente era a beneficência. Inicialmente, a eutanásia nos Países Baixos era

considerada como um último recurso, na ausência de outras opções de tratamento.

Surpreendentemente, porém, os cuidados paliativos prestados por um conselheiro não são

obrigatórios nas jurisdições que autorizam a eutanásia ou o suicídio assistido, embora a dor e

os sintomas não controlados continuem a figurar entre as razões para solicitar a eutanásia ou

o suicídio [34].

De 2002 a 2007, na Bélgica, os cuidados paliativos foram efectuados através de uma consulta

médica (segunda opinião) em apenas 12% de todos os casos de eutanásia [39]. Os cuidados

paliativos prestados pela equipa médica foram realizados em mais de 65% dos internamentos

por eutanásia. Além disso, os serviços de cuidados paliativos têm vindo a diminuir. Em 2002, os cuidados paliativos pela equipa médica foram consultados em 19% dos casos de eutanásia, mas em 2007 tinham diminuído para 9% dos casos. Verificando que, na Bélgica, a legalização foi acompanhada de melhorias significativas nos cuidados paliativos no país [25]. Outros estudos referem um declínio nos cuidados paliativos [28,41]. É de notar que a legalização da eutanásia ou do suicídio não é exigida noutros países, como o Reino Unido, a Austrália, a Irlanda, a França e a Espanha, onde os cuidados paliativos estão mais desenvolvidos do que na Bélgica e nos Países Baixos.

Há outros exemplos de que o fenómeno do "declive social escorregadio" existe. Na Suíça, em 2006, o Hospital Universitário de Genebra reduziu o seu pessoal de cuidados paliativos (de 1,5 para 2 médicos a tempo inteiro) na sequência da decisão do hospital de autorizar o suicídio; o centro de cuidados paliativos também foi encerrado. 15% dos médicos nos Países Baixos expressaram a preocupação de que as pressões económicas os pudessem encorajar a considerar a eutanásia para alguns dos seus doentes; um doente já moribundo é posto a dormir para libertar uma cama de hospital [46]. Há provas de que o envolvimento dos médicos nos cuidados paliativos se tornaria mais difícil, porque a prestação de cuidados paliativos exige competência e um compromisso emocional e de tempo por parte do médico [47,48].

No Reino Unido, numa audição parlamentar sobre a eutanásia, há alguns anos, um médico holandês argumentou que "não precisamos de cuidados paliativos, praticamos a eutanásia" [49]. [49]. Os defensores da eutanásia ignoram geralmente estas preocupações sobre o "declive social escorregadio" e optaram por rejeitar este "declive escorregadio" como argumento com base no facto de a legalização da eutanásia e do suicídio não ter conduzido a um aumento exponencial da eutanásia ou a um número desproporcionado de indivíduos vulneráveis [56,57,58]. No entanto, há provas de que estas alegações não são fiáveis.

O número de mortes por eutanásia na Flandres duplicou desde 1998 [38]. Do total de mortes nesta parte flamenga da Bélgica (6 milhões de habitantes), 1,1%, 0,3% e 1,9% ocorreram por eutanásia em 1998, 2001 e 2007, respetivamente [18] (cerca de 620, 500 e 1040 pessoas, respetivamente, nesses anos). Chambaere et al. [40] referiram no seu relatório da Associação Médica Canadiana que, na Bélgica, a eutanásia sem consentimento do doente diminuiu de 3,2% em 1998 para 1,8% em 2007. No entanto, uma análise mais pormenorizada do estudo original mostra que a taxa de eutanásia diminuiu para 1,5% em 2001 e voltou a aumentar para 1,8% em 2007 [37].

Na Holanda, a taxa global de eutanásia foi de 1,7% de todas as mortes em 2005, em comparação com 2,4% e 2,6% em 2001 e 1995, respetivamente, mas não é diferente desde 1990, quando a taxa era de 1,7% [57]. No entanto, o governo holandês, citando estatísticas oficiais, indica um aumento de 13% na eutanásia em 2009, em comparação com 2008; a eutanásia representa atualmente 2% de todas as mortes. Dado o número crescente, o interesse das instituições que praticam a eutanásia (casos semelhantes foram registados no suicídio assistido suíço graças aos especialistas do grupo Dignitas). No Oregon, embora em alguns casos, a percentagem de eutanásia é muito baixa em relação à população: em 1998, foram passadas 24 receitas (16 das quais resultaram em morte por suicídio assistido), em 2003 foram registados 67 casos deste tipo (43 dos quais resultaram em morte por suicídio) e em 2007 foram encontrados 89 casos semelhantes [50].

Na Bélgica, os serviços de eutanásia involuntária diminuíram; representaram 3,2%, 1,5% e 1,8% de todas as mortes em 1998, 2001 e 2007, respetivamente (1800, 840 e 990 doentes, respetivamente, nesses anos) [68]. Nos Países Baixos, a prática da eutanásia diminuiu de 0,7% em 2001 para 0,4% em 2005 [57]. A taxa real é provavelmente mais elevada devido ao grande número de casos não comunicados.

Baitin et al. [61] examinaram dados do Oregon e dos Países Baixos e concluíram, ao contrário de outros autores [68], que não há provas de que as pessoas vulneráveis, para além das que têm SIDA, sejam desproporcionadamente sedadas. Neste estudo, definiu-se "vulnerável" como pessoas idosas, mulheres, sem seguro, com baixo nível de escolaridade, pobres, deficientes ou doentes crónicos, com idade inferior à da maioria dos sobreviventes, com perturbações mentais, incluindo depressão, de minorias raciais ou étnicas.

George e Finley contestaram no seu estudo que a vulnerabilidade ao suicídio associado ou à eutanásia não pode ser atribuída à raça, ao sexo ou ao estatuto socioeconómico. Outras caraterísticas, como o estado emocional, a reação à perda, o tipo de personalidade e a sensação de sobrecarga, também são importantes [62]. Por exemplo, um estudo concluiu que quanto mais os médicos sabiam sobre cuidados paliativos, menos praticavam a eutanásia e o suicídio assistido [63].

Dois estudos recentes contradizem as conclusões dos colegas. Chambérété et al. afirmam que a eutanásia voluntária e involuntária ocorre predominantemente entre pacientes com 80 anos ou mais que estavam em coma ou demência [50]. Segundo eles, estes doentes "não se enquadram na descrição de populações de doentes vulneráveis em risco de fim de vida sem pedido". Os investigadores concluíram que "deve ser dada atenção aos pares para proteger estes grupos de doentes de tais práticas". Noutro estudo, dois factores foram fortemente associados aos enfermeiros que gerem a vida dos doentes, dispensando estupefacientes na ausência de um pedido explícito de doentes com 80 anos ou mais [62].

4.2. Compreender as razões da eutanásia

O que é que se pode fazer quando os cuidados paliativos não aliviam o sofrimento? Um especialista em cuidados paliativos que trabalhou nos Países Baixos com pessoas que solicitaram a eutanásia e o suicídio associado apresenta uma taxonomia para compreender as razões subjacentes aos pedidos de eutanásia. Os pedidos podem ser classificados em cinco categorias [64]:

- Medo do que vai acontecer no futuro
- A sofrer de esgotamento devido a uma doença implacável
- Ter o desejo e a necessidade de gerir a doença
- Depressão
- Dor extrema, incluindo dores surdas e outros sintomas

Estas estratégias estão disponíveis para a tomada de decisões no caso de sintomas refractários graves, para o tratamento da depressão e para lidar com o medo que algumas pessoas associam a um amanhã com uma doença terminal. Cerca de 10 a 15% da dor e de outros sintomas físicos (por exemplo, falta de ar e delírio) não podem ser controlados na primeira ou na segunda tentativa. Para estes sintomas, existe a possibilidade de recorrer à sedação paliativa.

A sedação paliativa é definida como "o uso controlado de medicação concebida para induzir um estado de diminuição ou inconsciência (desconhecimento) do facto de que o peso de um sofrimento intratável está a ser aliviado de uma forma eticamente aceitável para o doente, família e prestadores de cuidados de saúde e para os doentes que estão prestes a morrer" [65]. O seu significado não é apressar a morte, o que a distingue da eutanásia. O objetivo é obter conforto com a menor dose de sedação possível no início (geralmente com uma infusão de midazolam em vez de um opióide) e depois passar para o nível de sedação mais leve possível. Assim, alguns doentes estão dispostos a obter conforto com níveis ligeiros de sedação, o que lhes permite continuar a interagir com a família; noutros, o conforto só é obtido com níveis profundos de sedação.

Os estudos demonstraram que a dignidade e a esperança se perdem e, assumindo um sentimento de fardo, os doentes procuram a eutanásia e o suicídio assistido [67-70, 74]. As estratégias para aumentar a dignidade, com base em estudos empíricos que exploraram o conceito de dignidade nos cuidados paliativos, foram apresentadas em [75].

Tendo em conta a eficácia dos cuidados paliativos, incluindo a sedação paliativa para os doentes com sintomas persistentes, a única questão que subsiste é a legalização da eutanásia e do suicídio assistido "a pedido", quando não há um fim da doença ou quando uma pessoa está cansada da vida ou tem uma doença mental. A legalização da eutanásia e do suicídio assistido nestas circunstâncias é muito relativa e teria consequências graves ao longo do tempo, incluindo mudanças nos valores sociais e nas decisões de prevenção do suicídio, porque as pessoas que desejam tirar a sua própria vida teriam então esse direito.

CAPÍTULO 5
CARACTERÍSTICAS EPIDEMIOLÓGICAS E CLÍNICAS
CURSO DA INFECÇÃO PELO VIH ASSOCIADA AO MYCOBACTERIUM LEPRAE EM PACIENTES COM
INFECÇÃO POR MYCOBACTERIUM LEPRAE EM PACIENTES
(ASPECTOS MÉDICOS, SOCIAIS E CLÍNICOS)

Os resultados da revisão do artigo são representativos de todos os casos de co-infeção HIV/M. leprae que vivem no Rio de Janeiro, uma vez que o estudo foi baseado numa amostra aleatória não probabilística de um único centro de tratamento de hanseníase na cidade do Rio de Janeiro. Por ser um centro de referência, a clínica recebe mais frequentemente pacientes com apresentações graves da doença, como reações do tipo 1. Ainda assim, a quantidade de dados faltantes, especialmente relacionados com as caraterísticas da infeção pelo HIV, dificultou a análise posterior. No entanto, os 92 pacientes co-infectados na presente revisão de artigos constituem a maior coorte HIV/M. leprae em análise na literatura internacional. Os autores acreditam firmemente que a maioria dos pacientes co-infectados com HIV/M. leprae está no estado do Rio de Janeiro. A revisão do presente artigo mostra que um número crescente de pacientes co-infectados tem sido admitido nos últimos 15 anos no ambulatório de hanseníase. Em contraste, a carga da hanseníase e da AIDS diminuiu no Rio de Janeiro no mesmo período. As admissões de pacientes co-infectados têm aumentado constantemente nos últimos anos neste centro de referência. A maioria dos pacientes eram homens, com idade média de 32,3 anos e apresentavam a forma paucibacilar da hanseníase. O uso de terapia antirretroviral (TARV) foi o único fator associado à reação tipo 1. A maioria dos pacientes residia na região metropolitana e na subárea norte da cidade do Rio de Janeiro.

Palavras-chave: *síndrome de imunodeficiência, eritema nodoso leproso, reação leprosa tipo 1.*

Vários estudos demonstraram a existência de uma relação causal entre os factores socioeconómicos e a propagação de doenças infecciosas. Esse estudo detalhado dos factores pode explicar os padrões geográficos e sociodemográficos da propagação da lepra e o possível agrupamento de diferentes doenças infecciosas na mesma área geográfica ou entre as populações afectadas. Assim, o estudo da lepra implica o estudo de vários factores, tais como várias doenças tropicais, o VIH/SIDA no contexto da pobreza e de uma acentuada heterogeneidade socioeconómica e geográfica. Desde o início da epidemia de SIDA no início dos anos 80, o papel da co-infeção em combinação com doenças tropicais, tuberculose, leishmaniose e malária tem sido estudado no Brasil [90, 91].

Como demonstrado recentemente por um estudo publicado na revista Lancet, sendo o controlo adequado das doenças infecciosas um fator-chave na prevenção de epidemias à escala global, é possível gerir as várias co-infecções e é necessário prestar cuidados óptimos às pessoas já infectadas com VIH/SIDA [92]. Apesar da evidência de que a infeção por VIH pode alterar a evolução natural da lepra [93], existem poucos dados epidemiológicos sobre a co-infeção VIH/Mycobacterium leprae publicados na literatura [94].

A lepra ocorre principalmente em países das regiões tropicais e subtropicais do mundo. De acordo com relatórios da OMS, 105 países notificaram 219.075 novos casos de co-infeção durante 2011 [95], embora tenha havido uma tendência decrescente na prevalência global e nos primeiros casos nos últimos anos, a hanseníase continua a ser um problema urgente de saúde pública no Brasil. Em 2011, a taxa de prevalência foi de 1,54 casos por 10.000 habitantes e 33.955 novos casos de hanseníase foram detectados em todo o país [96].

Além disso, a infeção pelo VIH continua a ser um dos mais graves problemas de saúde pública devido à sua natureza pandémica e à elevada morbilidade e mortalidade em áreas onde as terapias eficazes continuam a ser difíceis de encontrar. Com uma estimativa de 2,5 milhões de pessoas infectadas pelo VIH em 2011 e 34 milhões de pessoas detectadas com sintomas de infeção pelo VIH no final de 2011 no Brasil, a epidemia de SIDA estabilizou nos últimos 10 anos. Em 2011, a taxa de incidência foi de 20,2 casos por 100.000 habitantes, com 38.776 novos casos de SIDA registados em todo o país [97].

Até o momento, não há uma estimativa confiável do número de pacientes co-infectados com AIDS/Lepro de acordo com as publicações oficiais. No entanto, análises de dados documentais e de arquivos confirmam surtos de ambas as doenças nas regiões mais pobres do Brasil, bem como nos hotspots da África Subsaariana e do Sudeste Asiático dessa co-infeção. Na última década, a atenção da comunidade científica tem sido atraída para surtos de reação hansênica tipo 1 após o início da terapia antirretroviral combinada [94] em pacientes co-infectados com hanseníase. As pessoas afectadas pelo VIH correm um risco mais elevado de desenvolver reacções hansénicas do tipo 1, e é também bem conhecido que as reacções hansénicas resultam de uma alteração imunológica no doente ao nível da inflamação e/ou da imunidade mediada por células, o que, por sua vez, pode levar a danos nervosos acelerados e a incapacidades físicas graves.

Para avaliar os padrões clínicos e epidemiológicos da infeção pelo HIV/mycobacterium leprae em pacientes co-infectados no Brasil, dados de pacientes com hanseníase foram obtidos por cópia de um centro de referência localizado na cidade do Rio de Janeiro, resumidos e analisados. Para avaliar a distribuição geográfica dos pacientes co-infectados, foram utilizados prontuários ambulatoriais com endereços de moradores locais. Além disso, foram avaliadas as comorbidades associadas às reações hansênicas tipo 1, bem como dados sociodemográficos e clínicos dos prontuários.

A cidade do Rio de Janeiro é o principal e mais importante município do Brasil, com uma população de cerca de 6.320.446 habitantes.

Embora seja a segunda cidade mais rica do país (a primeira é São Paulo), o Rio de Janeiro tem sofrido de desigualdades socioeconómicas enraizadas [96], e uma grande parte da sua população ainda vive em condições de vida difíceis [97]. A cidade de 160 bairros foi historicamente dividida em quatro regiões: sul, norte, oeste e centro. De acordo com o último censo de 2010, no Brasil, o Rio de Janeiro tinha uma população de 15.989.929 pessoas, a grande maioria das quais (96,7%) vivia em áreas urbanas, especialmente nos bairros maiores da capital Rio de Janeiro. O Rio de Janeiro está dividido em 5 meso-regiões: Sul, Norte, Noroeste e Centro. O Centro de Referência em Hanseníase é um centro de excelência para o diagnóstico, tratamento e assistência em hanseníase, e rastreamento de contatos. Sob os auspícios do Ministério da Saúde do Brasil, a avaliação de pacientes co-infectados com HIV/lepra começou em 1989.

5.1. *Caraterísticas dos doentes no momento do diagnóstico*

De janeiro de 1989 a dezembro de 2011, 92 doentes de lepra com serologia positiva para o VIH foram encaminhados para um centro clínico de lepra. A maioria destes doentes (83/92; 90%) tinha um diagnóstico de VIH estabelecido antes do diagnóstico da lepra e 9 (10%) doentes foram diagnosticados com VIH na altura da deteção da lepra. Dos 92 doentes, cinquenta e dois (57%) eram do sexo masculino, a idade média na altura do diagnóstico era de 32,3 anos, a idade de todos os doentes variava entre (18-72) anos. O estado civil e a escolaridade estavam disponíveis para 86 dos 92 doentes incluídos na base de dados. A grande maioria (70/86; 81%) não era casada (solteira e divorciada). A maioria (66/86; 77%) tinha entre 1 e 8 anos de escolaridade formal, enquanto 21% (18/86) tinham frequentado a escola durante mais de 8 anos e 2% (2/86) nunca tinham frequentado a escola.

Embora a grande maioria dos pacientes tenha sido classificada como portadores paucibacilares (71/92; 77%) por apresentar índice baciloscópico zero, quase metade (41/92; 45%) dos pacientes apresentou teste de hanseníase negativo (<5 mm).   teste   de hanseníase negativo (<5 mm).

Dos 92 pacientes incluídos no estudo, 33 (36%) pacientes foram hospitalizados por hanseníase e, no momento do diagnóstico, 32 (97%) pacientes tinham reações hansênicas do tipo 1 e um paciente do tipo 2. Ridley e Jopling propuseram os critérios utilizados para classificar os 59 pacientes que não eram positivos para hanseníase da seguinte forma: dois (3%) pacientes foram classificados como reação do tipo tuberculoide; 33 (56%) como tipo tuberculoide limítrofe; quatro (7%) como inflamação limítrofe; cinco (8%) como reação lepromatosa limítrofe; dois (3%) pacientes como reação do tipo lepromatosa; 11(19%) pacientes como tipo indeterminado e dois (3%) pacientes como portadores de sinais neurais de hanseníase clínica.

5.2. Discussão

Os resultados do artigo de revisão não representam, de forma alguma, todos os casos típicos de co-infeção HIV/Mycobacterium leprae entre os residentes do Rio de Janeiro, uma vez que o estudo dos autores estrangeiros se baseou numa amostragem aleatória probabilística de um único centro de tratamento de hanseníase na cidade do Rio de Janeiro. Como centro de referência, o ambulatório atende principalmente pacientes com manifestações graves da doença, como as reações hansênicas do tipo 1. Ainda assim, a quantidade de dados em falta relacionados com as peculiaridades do curso da infeção pelo VIH foi obtida através de uma análise mais detalhada dos doentes registados na base de dados do centro.

Até 2013, os 92 doentes co-infectados neste artigo de revisão constituem a maior coorte de doentes com VIH/Mycobacterium leprae de acordo com os resultados de estudos na literatura estrangeira. Os autores estrangeiros estão convencidos de que a maioria dos doentes co-infectados são

Os casos de HIV/Mycobacterium leprae no estado do Rio de Janeiro foram retirados do banco de dados do centro, e foram identificados através de encaminhamentos para o centro de hanseníase. Esta revisão da literatura mostra que um número crescente de pacientes co-infectados com hanseníase tem sido identificado nos últimos 15 anos quando se apresentam à policlínica. Durante um período semelhante de observação, o número de casos de hanseníase e AIDS detectados diminuiu no Rio de Janeiro. Uma possível explicação para isso é que o recente aumento dos surtos de hanseníase desde 1997 e a possibilidade de acesso à terapia antiviral no centro de hanseníase tornaram-na disponível para todos os pacientes AIDS no Brasil.

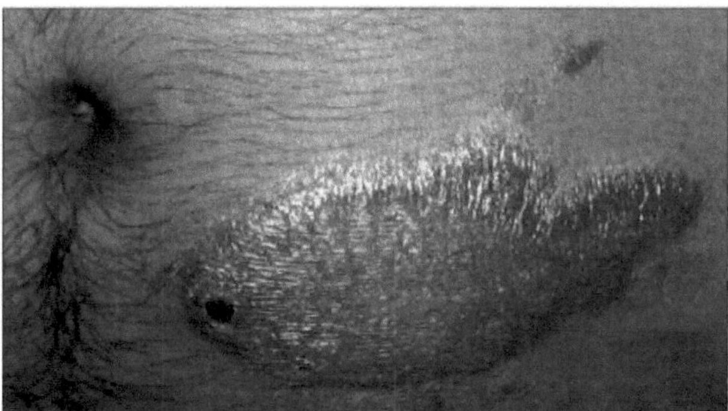

Figura 5. Placas eritematosas num caso de lepra tuberculoide borderline tipo 1.

Alguns autores sugerem que o início da terapia está associado ao quadro clínico da hanseníase. Assim, o aparecimento de sinais clínicos de hanseníase em pessoas com infeção pelo HIV não é considerado uma manifestação de imunossupressão, pois são marcadores de rearranjo imunológico. Embora se esperasse que a infeção pelo VIH aumentasse a incidência de formas multibacilares de lepra, esta revisão sugere que o VIH/Mycobacterium leprae em doentes co-infectados pode ser uma manifestação de formas clínicas de lepra. De facto, os resultados da referenciação dos doentes revelaram uma maior percentagem de doentes com a forma bacilar da lepra. A lepra Bacillus Paucibacillary é caracterizada por uma forte resposta imunitária celular com lesões cutâneas contidas como granulomas bem organizados. A hipótese é que os principais estímulos antigénicos associados à recuperação gradual da competência imunitária após o início da terapêutica com lepra podem estar associados ao aparecimento de granulomas e ao subsequente aparecimento de reacções cutâneas tuberculóides e lesões nervosas.

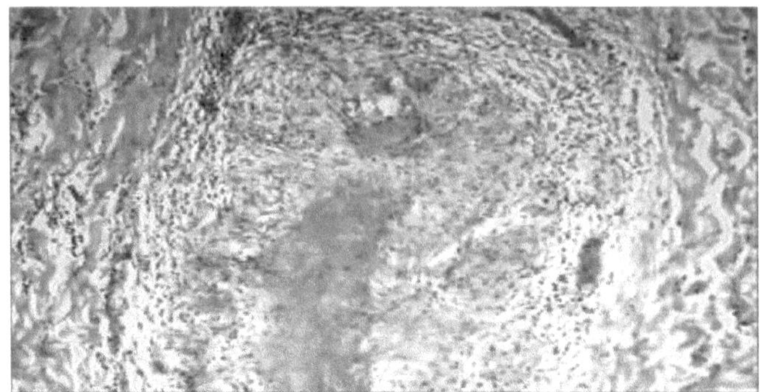

Figura 6. Granulomas caseosos ao longo do feixe neurovascular com uma Infiltração nervosa na hanseníase tipo 1 (x400).

As reacções Lepra tipo 1 são secundárias ao aumento da imunidade celular e à hipersensibilidade de tipo retardado ao Mycobacterium leprae. Sabe-se que o tratamento antiviral específico para a lepra está associado a uma carga viral dramática em indivíduos infectados pelo VIH, enquanto uma diminuição e subsequente aumento das células T CD4 é um marcador-chave da recuperação parcial da função imunitária. É necessária mais investigação neste domínio científico para esclarecer plenamente se a elevada incidência de lepra de tipo 1 é uma resposta ao diagnóstico, como evidenciado pelos estudos da maioria dos autores estrangeiros, ou se é uma consequência da recuperação imunológica provocada pela utilização do tratamento. No entanto, tem sido relatado que o início do tratamento está associado à ativação do curso subclínico da infeção por lepra e à exacerbação de lesões de lepra pré-existentes. A título de exemplo, a utilização do tratamento foi o único fator independente associado à presença de reação leprosa tipo 1 no momento do diagnóstico. As caraterísticas sócio-demográficas dos pacientes co-infectados no momento da primeira consulta no centro especializado aqui apresentado foram semelhantes àquelas observadas entre os casos identificados no Brasil em todo o território nacional. No banco de dados nacional sobre a doença, há uma maior concentração de pacientes do sexo masculino, com idade entre 30 e 59 anos, assim como no presente estudo observacional. Dos pacientes menores de 15 anos, uma minoria foi internada no ambulatório, embora essa categoria tenha representado 3,4% do total de casos novos de hanseníase no estado do Rio de Janeiro em 2010. Isso é explicado pela baixa incidência de AIDS pediátrica no Brasil (8,1/100.000 casos em 2010).

5.3. *Lepra tipo 2 num doente imunocomprometido infetado pelo VIH (com base numa revisão da literatura)*

A lepra, também conhecida como doença de Hansen, é uma doença crónica causada pelo Mycobacterium leprae. A bactéria da lepra tende a atacar as terminações nervosas periféricas, com a formação de deformidades caraterísticas ou reacções hansénicas retardadas de tipo 1 ou 2, que são as principais causas de morbilidade. As reacções hansénicas do tipo 2 são reacções de hipersensibilidade do tipo III de Gell ou de Coombs mediadas imunologicamente. Manifesta-se em doentes com lepra lepromatosa e borderline antes, durante e, menos frequentemente, após a terapêutica medicamentosa para a lepra [98, 99]. O vírus da imunodeficiência humana em doentes infectados pelo VIH também se correlaciona com a presença de lepra, em regra, estão presentes reacções lepromatosas do tipo 1, o que é confirmado por numerosas publicações de autores estrangeiros. Este artigo de revisão apresenta uma das formas de lepra - síndrome de enfraquecimento do sistema imunitário [100, 101], provando que as reacções leprosas do tipo 2 ocorrem muito raramente em doentes infectados pelo VIH. Até à data, ainda não existe uma explicação clara das razões para este fenómeno [102]. Na última década, apesar das inúmeras publicações sobre a presença de reações hansênicas do tipo 1 em pacientes com hanseníase infectados pelo HIV, os casos de reações hansênicas do tipo 2 têm ocorrido com menor freqüência nesses pacientes. Este artigo de revisão apresenta um caso clínico de síndrome de imunodeficiência adquirida (SIDA) com lepra lepromatosa, linfadenite tuberculosa recorrente e reacções lepromatosas do tipo 2 manifestando-se como eritema nodular hansénico, provavelmente devido a uma reação de precipitação positiva para filariose [103], devido à relativa raridade da sua ocorrência.

Caso clínico

Apresentamos um caso clínico: um homem de 35 anos de idade com episódios recorrentes de febre alta sem flutuações diurnas da temperatura, com lesões vermelhas elevadas na pele desde há um ano. As lesões localizavam-se principalmente na face, orelhas, tronco e membros superiores. O doente teve seis episódios da doença no último ano. Queixava-se também de dores bilaterais nas articulações do joelho há uma semana, sem qualquer inchaço ou restrição de movimentos.

O doente recebeu terapêutica antirretroviral durante o último 1 ano: zidovudina, lamivudina e efavirenz. Teve uma linfadenite inguinal há 7 meses, foi efectuada uma citologia aspirativa com agulha fina, que revelou linfadenite tuberculosa, e foi prescrito tratamento antituberculose. O doente está atualmente a tomar isoniazida 300 mg, rifampicina 450 mg e etambutol 825 mg. O exame do doente com febre revelou emaciação e uma diminuição do peso corporal de 18,5 kg/m². Nos braços e nas pernas, na superfície ulnar direita e na zona do nervo peroneal, havia um espessamento bilateral. O exame revelou nódulos eritematosos na face, extremidades superiores, tronco e orelhas (Figuras 7 e 8). À palpação, dor nos nervos, edema testicular, linfadenopatia, dor ocular ou fotofobia. As análises laboratoriais revelaram uma anemia grave com hemoglobina (HB) de 4,4 g/% e um volume eritrocitário médio de 3700 células/mm³, enquanto a contagem de leucócitos era normal. O número absoluto de linfócitos SI4 era de 90 células/µl, foi realizado um ensaio imunoenzimático (ELISA) para o antigénio da filariose, que foi positivo. As análises hepáticas e renais, a radiografia do tórax, a radiografia bilateral da articulação do joelho e a urinálise geral estavam dentro dos limites normais. O esfregaço faríngeo para cultura estreptocócica não revelou crescimento de organismos, os testes de Vidal para febre tifoide e a microscopia para parasitas da malária foram negativos.

O esfregaço da pele afetada revelou 6+ bactérias ácido-resistentes (Figura 9). A biopsia do nódulo revelou inflamação granulomatosa superficial e profunda com acumulação de neutrófilos e detritos nucleares à volta dos vasos afectados (Figura 10). As colorações de hanseníase mostraram análise fragmentária. Com base no exposto, foi feito o diagnóstico de SIDA, lepra lepromatosa tipo 2 com reação lepromatosa manifestando-se como na linfadenite tuberculosa e filariose. O doente foi tratado com clofazimina (50 mg diários e mensais, dose controlada de 300 mg, rifampicina 150 mg mensais, ofloxacina 200 mg duas vezes por dia, talidomida 100 mg diários e dietilcarbamazina 100 mg três vezes por dia com preparações de ferro). O estado do doente melhorou drasticamente e as lesões desapareceram no espaço de uma semana. Não foi detectada qualquer reação lepromatosa nos exames de seguimento.

Figura 7. Quadro clínico mostrando lesões eritemato-pápulo-nodulares nas superfícies extensoras do antebraço e das mãos.

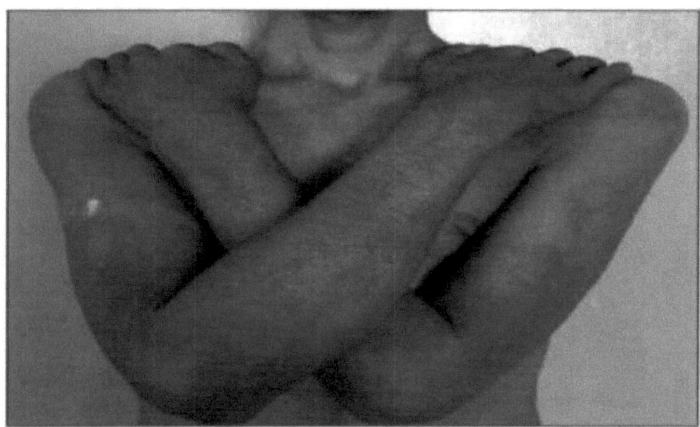

Figura 8. Placas eritematosas com bordos indistintos no bordo *posterior* dos *braços e ombros*.

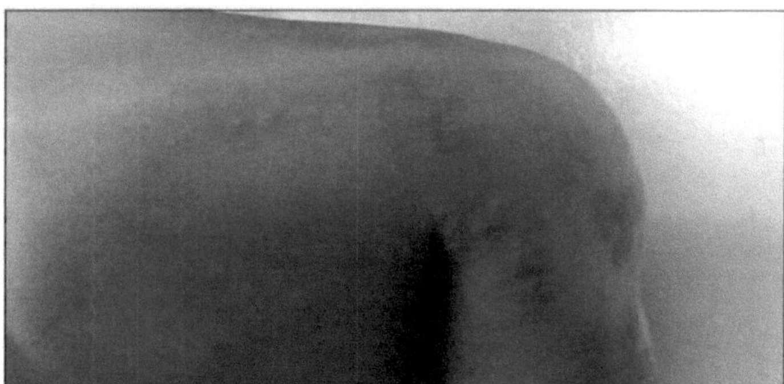

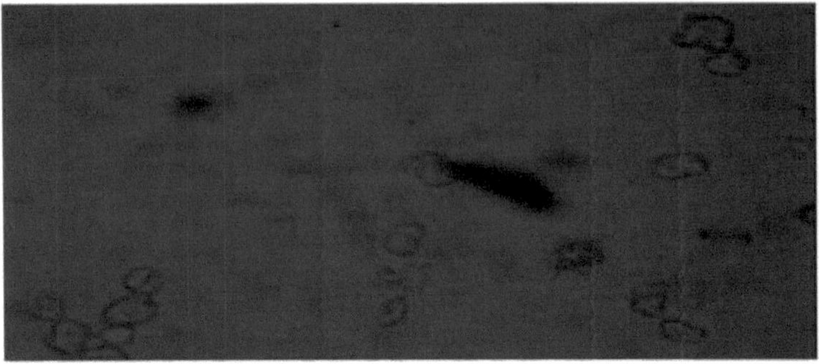

Figura 9. O exame de um esfregaço cutâneo revelou 6+ bacilos álcool-ácido resistentes.

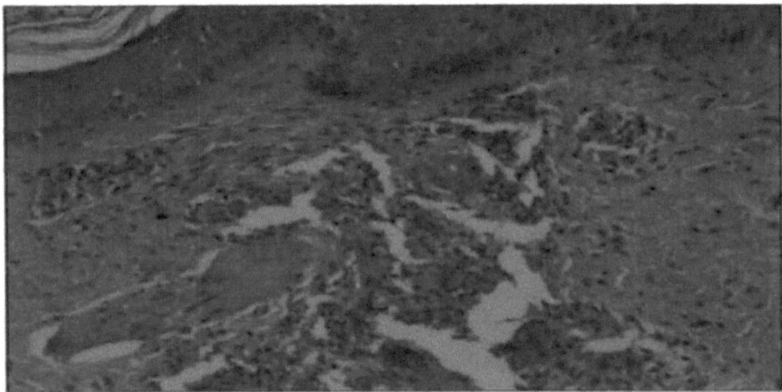

Figura 10. Histopatologia mostra inflamação granulomatosa superficial e profunda de neutrófilos ao redor dos vasos. Vários focos com fragmentos de escarro à microscopia (aumento de 100×).

A lepra é uma doença crónica de infeção de vários tecidos do corpo pelo Mycobacterium leprae. Infelizmente, a lepra é endémica na Índia. A Índia é também endémica em relação à SIDA, pelo que existe uma probabilidade relativamente elevada de as duas doenças ocorrerem em conjunto. Num estudo realizado por Vinay et al, a prevalência da lepra nos doentes foi de 5,22 por 1000 pessoas-ano (intervalo de confiança de 95% 2,25-10,28) [104]. Os doentes afectados pela SIDA e pela lepra apresentam geralmente reacções de tipo 1, que se assemelham a um tipo de recuperação do sistema imunitário da doença (SIDA) [105, 106]. Raramente, os doentes afectados por lepra lepromatosa ou borderline são encontrados com reacções hansénicas de tipo 2. As reacções hansénicas de tipo 2 são uma reação inflamatória sistémica em que se podem formar complexos imunes em qualquer órgão ou tecido, e podem ser de natureza diversa [107]. Neurite, orquite, uveíte, periostite, linfadenite e glomerulonefrite podem ocorrer com menor freqüência. Vinay et al. relataram um caso de oito pacientes, dos quais três apresentaram reações hansênicas do tipo 2. Da mesma forma, Pai et al, relataram casos de 11 pacientes co-infectados com HIV e hanseníase, nos quais dois pacientes apresentaram reações hansênicas do tipo 2. A revisão da literatura encontrou mais dois relatos de casos de pacientes co-infectados com HIV e hanseníase, que relataram que as reações hansênicas do tipo 2 podem ser provocadas por infeção intercorrente, estresse, gravidez, período de lactação e vários medicamentos. Há relatos publicados de filariose provocando reações hansênicas do tipo 2 na Índia. Ocasionalmente, são encontrados casos de SIDA de linfadenite tuberculosa com reacções de lepra do tipo 2 que se manifestam como filariose. A infeção por filariose foi diagnosticada com 98% de sensibilidade para ambos os tipos de filariose (Brugiana e Bancroftiana) [108]. A razão para a reação positiva à filariose neste doente pode ter sido devida à ocultação do caso do seu tratamento para a infeção por filariose. Sendo a Índia um país endémico para a infeção pelo VIH, a lepra e infecções como a tuberculose e a filariose, a presença simultânea de qualquer uma destas doenças pode alterar o curso do tratamento e confundir a evolução clínica, criando dificuldades de diagnóstico e terapêuticas.

CAPÍTULO 6
ASPECTOS HISTÓRICOS E CLÍNICOS DA PORFIRIA.
A IMPORTÂNCIA DO FERRO NA BIOSSÍNTESE DE HEMÁCIAS PREJUDICADA

As porfirias são doenças raras que afectam principalmente a pele ou o sistema nervoso e podem causar dores abdominais. Estas doenças são normalmente hereditárias, o que significa que são causadas por anomalias nos genes transmitidas de pais para filhos. Quando uma pessoa tem uma porfiria, as células não conseguem transformar as substâncias químicas do corpo chamadas porfirinas e precursores da porfirina em heme, a substância que dá ao sangue a sua cor vermelha. O corpo produz heme principalmente na medula óssea e no fígado. A medula óssea é o tecido mole, semelhante a uma esponja, que se encontra no interior dos ossos e que produz células estaminais que se transformam num dos três tipos de células sanguíneas: glóbulos vermelhos, glóbulos brancos e plaquetas.

1841 - O termo "porfirina" vem da palavra grega porphyus, que significa púrpura avermelhada. Inicialmente, pensava-se que a cor avermelhada do sangue provinha do ferro. Um dos primeiros cientistas realizou uma experiência para provar que não era esse o caso. Lavou sangue seco com ácido sulfúrico concentrado para libertar o ferro. De seguida, tratou-o com álcool e o resíduo sem ferro resultante adquiriu uma cor púrpura avermelhada, embora não contivesse qualquer composto de ferro.

Palavras-chave: *porfirias, hemoglobina, glóbulos vermelhos, heme, protoporfirina, pigmento vermelho.*

Relevância. A porfiria, uma doença rara que afecta principalmente a pele ou o sistema nervoso, pode causar dor abdominal. Estas doenças são geralmente hereditárias, o que significa que são causadas por anomalias nos genes, transmitidas de pais para filhos. No corpo humano, o hémen é produzido principalmente na medula óssea e no fígado. A medula óssea é um tecido macio, semelhante a uma esponja, que se encontra no interior dos ossos e que faz com que as células estaminais se desenvolvam diferencialmente num dos três tipos de células sanguíneas - eritrócitos, glóbulos brancos e plaquetas [109].

O processo de transformação das células estaminais é designado por biossíntese do heme. Uma das oito enzimas controla cada passo do processo. O corpo humano tem um problema, devido ao heme, se alguma das enzimas estiver num nível baixo, o que se designa por deficiência. As porfirinas e os precursores do heme acumulam-se então no corpo e causam doenças. O heme é um pigmento vermelho constituído por ferro ligado a uma substância química chamada protoporfirina. O heme tem funções importantes no organismo. A maior quantidade de heme encontra-se na forma de hemoglobina, presente nos glóbulos vermelhos e na medula óssea [110].

As porfírias mais comuns são doenças hereditárias. Os cientistas identificaram os genes responsáveis por todas as oito enzimas da biossíntese do hemo. As porfírias mais comuns resultam da herança de um gene anormal, também designado por mutação genética, de um único progenitor. Algumas porfírias, como a porfíria eritropoiética congénita, a porfíria hepatoeritropoiética e a protoporfíria eritropoiética, ocorrem quando uma pessoa herda dois genes anormais, um de cada progenitor. A probabilidade de uma pessoa herdar um gene ou genes anormais na geração seguinte depende do tipo de porfíria. A porfíria do tipo cutânea tardia é normalmente uma doença adquirida provocada por factores externos que não a porfíria hereditária, que pode levar a uma deficiência enzimática. Este tipo de porfíria pode ser causado por:

- com níveis elevados de ferro;

- com o consumo de álcool ou estrogénio;

- ao fumar;

- hepatite C crónica - uma doença hepática de longa duração que causa inflamação ou tumores hepáticos;

- O vírus VIH que causa a SIDA;

- Os genes anómalos associados à   hemocromatose são os mais uma forma comum de doença de sobrecarga de ferro que faz com que o corpo humano absorva demasiado ferro [111]. Para todos os outros tipos de porfíria, os sintomas da doença podem ser causados por:

- consumo de álcool;
- ao fumar;
- a utilização de certos medicamentos ou hormonas;
- por exposição à luz solar;
- stress;
- dietas e fome.

6.1. *Protoporfiria eritropoiética*

As pessoas com protoporfiria eritropoiética são aconselhadas a tomar beta-caroteno ou cisteína para aumentar a tolerância à luz solar, embora estes medicamentos não reduzam os níveis de porfirina. Os especialistas recomendam evitar a vacinação contra as hepatites virais A e B e evitar o consumo de álcool para prevenir a insuficiência hepática em doentes com porfíria. Um profissional de saúde pode recorrer a um transplante de fígado ou a várias combinações de medicamentos para tratar os doentes que desenvolvem insuficiência hepática. Infelizmente, o transplante de fígado não pode corrigir o defeito primário, que é a produção excessiva e persistente de protoporfirina na medula óssea vermelha. As cirurgias de transplante de medula óssea bem sucedidas podem curar a protoporfiria eritropoiética. Os profissionais médicos só consideram o transplante de medula óssea se a doença for grave e conduzir a uma doença hepática secundária [112].

6.2. *Porfiria eritropoiética congénita e porfiria hepatoeritropoiética*

As pessoas com porfiria eritropoiética congénita ou porfiria hepatoeritropoiética podem necessitar de cirurgia para remover o baço ou de transfusões de sangue para tratar a anemia. O cirurgião retira o baço no hospital e o doente recebe uma anestesia geral. Numa transfusão de sangue, o doente recebe sangue através de um cateter intravenoso (gota a gota) inserido numa veia. Um técnico efectua os procedimentos no centro de transfusão de sangue e o doente não necessita de anestesia [113].

6.3. *Da história da porfiria*

Em 1874, o Dr. J. Schultz descreveu o caso de um tecelão de 33 anos que sofria de sensibilidade cutânea excessiva, baço aumentado e urina de cor avermelhada desde a infância. O médico chamou à doença que identificou pempigus leprosus. Esta é muito provavelmente a primeira descrição de um caso de protoporfiria. A doença foi mais tarde baptizada com o nome do Dr. Schulz.

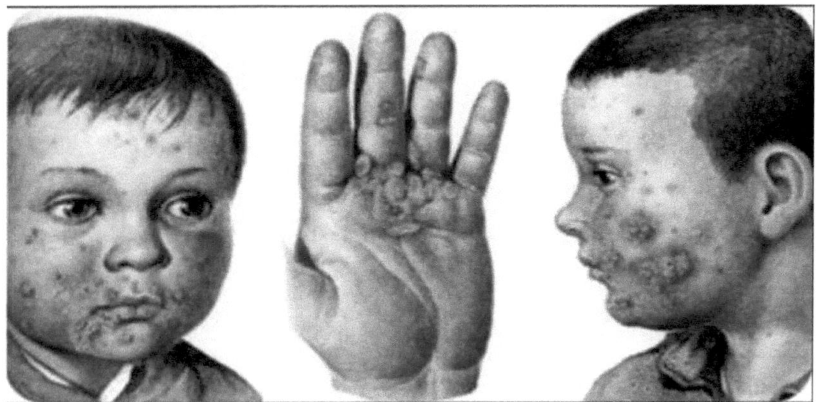

Figura 11. Um caso de protoporfiria - descrito pela primeira vez em 1874 Dr. Schultz.

Em 1898 - McCall Anderson descreveu dois irmãos com a pele exposta a queimaduras solares. A doença era tão grave que perderam parte das orelhas e do nariz. Verificou-se que os doentes tinham urina de cor vermelha [114].

Em 1913, o Dr. Friedrich Meyer Betz injectou-se com hematoporfirina para determinar os seus efeitos fotodinâmicos. O médico descobriu rapidamente que a sua pele era sensível à ação da luz solar, o que era extremamente doloroso, tendo a fotossensibilidade durado vários meses. Na fotografia do Dr. Betz, a fotossensibilidade durou apenas algumas horas depois de se ter injetado com o medicamento, sendo possível ver o seu rosto gravemente inchado. Ficou irreconhecível até ao momento em que o tumor diminuiu (115).

Em 1923 - A. E. Garrod observou pela primeira vez que a hematoporfiria era, de facto, uma doença metabólica hereditária, tal como referido no seu manuscrito, um erro inato do metabolismo. O termo "erros inatos" do metabolismo foi utilizado pela primeira vez para um grupo de doenças metabólicas hereditárias por este cientista [116].

Em 1937, o Dr. Jan Waldenstrom sugeriu que o nome da doença se devia a uma perturbação do metabolismo da porfirina, pelo que deveria ser considerada porfiria e não hematoporfiria. Utilizando o aldeído, o reagente de Paul Ehrlich, o Dr. Waldenstrom identificou 103 doentes com porfiria aguda através da análise da sua urina, que estava corada de vermelho. Descobriu que os familiares assintomáticos destes doentes também apresentavam uma reação semelhante na urina, que era detectada mesmo quando eram ingeridas pequenas quantidades de barbitúricos e sulfonol.

No sudeste da Turquia, entre 1956 e 1961, foi registada uma epidemia de *Porphyria cutanea tarda (PCT)*. Aparentemente, em 1954, o governo turco distribuiu um carregamento de sementes de trigo que tinham sido tratadas com fungicidas contendo 10% de hexaclorobenzeno (HCB). Foi relatado que cerca de 5000 trabalhadores foram afectados *pela porfiria cutânea tardia* por terem estado envolvidos no tratamento das sementes com fungicida. Estes trabalhadores apresentaram sintomas de PCT logo em 1956. O governo suspendeu a utilização de fungicidas contendo HCB em 1959, pelo que os surtos de PCT desapareceram em 1961.

Os investigadores da clínica analisaram o historial alimentar das vítimas e descobriram que o hexaclorobenzeno a 10% era a causa da PCT adquirida [117].

A porfiria aguda intermitente é uma doença metabólica autossómica dominante que tem várias manifestações psiquiátricas. Na porfiria aguda intermitente, há uma falha na via biossintética devido a uma deficiência da uroporfobilinogénio sintetase (porfobilinogénio desaminase), resultando numa produção excessiva de precursores da porfirina.

6.4. Casos clínicos de porfiria

Seis casos de porfiria descritos em 1990ˢ pelo pessoal do Assam Medical College, Dibrugarh, todos os pacientes estiveram no Departamento de Psiquiatria em diferentes ocasiões durante um ano: de janeiro de 1997 a dezembro de 1997. O relatório apresenta alguns destes casos clínicos.

Caso 1. A Sr.ª M., de 35 anos, dona de casa e mãe de dois filhos, é oriunda de uma família rural de classe média e operária. Foi transferida em 16 de agosto de 1997 da enfermaria de medicina com um diagnóstico de histeria devido ao seu comportamento pouco construtivo e à sua fala arrastada. Foi admitida na enfermaria do hospital em 12 de agosto de 1997, em estado semi-consciente, na sequência de ataques repetidos de convulsões tónico-clónicas generalizadas, sem antecedentes familiares positivos. Três meses antes, a doente tinha tido uma crise semelhante, para a qual tinha tomado fenitoína sódica, que provocou os sintomas acima referidos. A avaliação neurológica revelou neuropatia periférica dos quatro membros, XI e XII nervos cranianos, paralisia, fala arrastada. A doente estava a delirar. A cor saturada da urina levantou a suspeita de porfiria. Não havia dor abdominal. O porfobilinogénio urinário apresentou um título de 1:80.

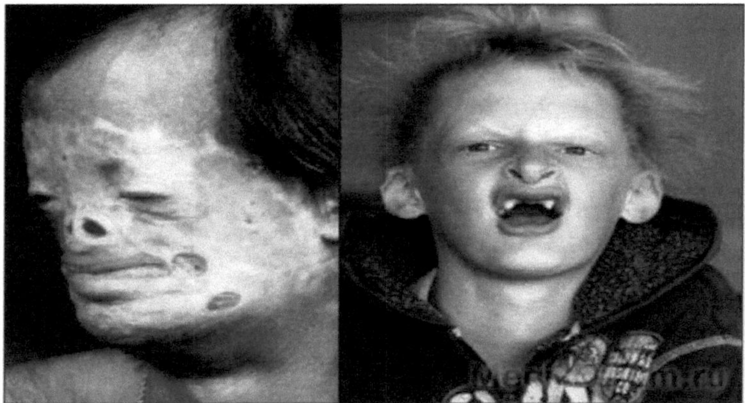

Figuras 12 e 13. Casos clínicos de porfiria. *De acordo com o Dr. David Dolphin, um conhecido especialista em porfiria, o doente é afetado negativamente mesmo por luz solar fraca. Os danos na pele podem ser tão graves que o nariz ou os dedos podem colapsar completamente. Os lábios e as gengivas podem encolher consideravelmente, enquanto os dentes permanecem de tamanho normal, resultando numa mandíbula animalesca com presas. Os doentes com porfiria podem também registar um aumento do crescimento do cabelo.*

Caso 2. A Sra. K, uma rapariga de 16 anos, foi encaminhada por um médico em 6 de setembro de 1997 de uma zona rural com uma história familiar agravada e antecedentes de doença psiquiátrica. Foi internada com queixas de insónia, irritabilidade, ataques de agressividade e foi medicada com *cloroquina* para uma febre com 20 dias de evolução. Ao exame, a rapariga não apresentava sintomas de febre e queixava-se de dores abdominais ocasionais. No exame físico, não foram encontradas quaisquer anomalias, exceto taquicardia paroxística. No entanto, na avaliação psiquiátrica, a doente apresentava medo e ataques de pânico; um teste de urina para o porfobilinogénio revelou um título de 1:80 e suspeitou-se de porfiria [118].

Caso 3. A senhora A., 38 anos, dona de casa e mãe de três filhos, oriunda de uma família urbana de classe média, apresentava sinais pré-mórbidos estáveis de porfiria, sem antecedentes familiares concomitantes, mas com psicose transitória há 3 meses. A doente foi encaminhada como num caso de "histeria" para um psiquiatra com história de tonturas e perda de consciência. Na admissão, a doente apresentava convulsões atónicas e labilidade autonómica sob a forma de taquicardia paroxística, sudação e ansiedade com depressão. Posteriormente, ao apresentar dor intensa e inchaço abdominal com vómitos, suspeitou-se de porfiria, confirmada por um título elevado de 1:10 de porfobilinogénio numa série de amostras de urina. Na ecografia, havia sinais de colecistite e colelitíase [119].

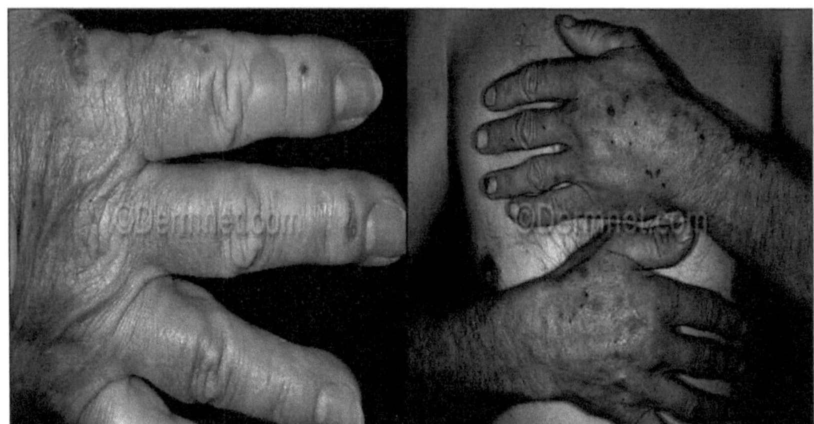

Figuras 14 e 15. Casos de protoporfiria eritropoiética. *Dolphin sugere que os vampiros sugadores de sangue também eram vítimas de porfiria e "procuravam aliviar os sintomas da sua terrível doença" na Idade Média, consumindo grandes volumes de sangue, que era a única forma de uma pessoa obter hemoglobina extra. Os doentes com porfiria estavam desesperados por deitar a mão ao sangue, porque a falta de hemoglobina causava a morte. Embora o efeito da hemoglobina que entra no sangue através das paredes do estômago seja extremamente pequeno.*

Caso 4. O Sr. N., de 32 anos, casado, agricultor rural, com antecedentes familiares agravados, foi admitido com uma história de esquecimento, fraqueza, má digestão, insónia, deterioração do estado social, alterações do comportamento e convulsões tónico-clónicas generalizadas desde há um mês e meio. Nunca tinha sido tratado por causa das convulsões, embora estas estivessem presentes há 5 anos. Foi-lhe prescrita fenitoína e o seu estado agravou-se com delírio avançado e incontinência urinária. Ao notar uma urina de cor escura e um título elevado de 1:80 de porfobilinogénio na urina, suspeitou-se do diagnóstico de porfiria. Devido ao diagnóstico e tratamento intempestivos, o doente entrou em coma e faleceu 5 dias depois. De acordo com cientistas estrangeiros, a distribuição por idade e género entre 6 pacientes diagnosticados com porfiria mostrou: 5 casos eram do sexo feminino e 1 do sexo masculino; a idade média dos pacientes era de 28,5 anos. Os casos de porfiria aguda intermitente foram mais frequentes em mulheres entre a segunda e a quarta década de vida. A idade média dos doentes foi de 27,6 anos. O número médio de episódios foi de 2,83. Entre os 6 doentes, 4 apresentavam dor abdominal, instabilidade autonómica e sintomas psiquiátricos em todos os 6 doentes. Verificou-se a presença de depressão em 3 doentes e de sintomas de delírio em 2 doentes. A depressão e o delírio são as duas manifestações neuropsiquiátricas que acompanham mais frequentemente a porfiria. Foram observadas convulsões em 3 dos doentes

[120].

Os testes de Watson-Schwartz são sempre positivos durante os episódios de disfunção neuropsiquiátrica, mas a concentração de porfobilinogénio na urina é 3 a 5 vezes superior ao limite superior do normal. A depressão é comum na porfíria, mas todos os manuais são omissos relativamente à segurança da toma de antidepressivos. Existe incerteza relativamente aos novos antidepressivos para a porfíria em doentes deprimidos. Relativamente ao uso de haloperidol e outros antipsicóticos do tipo fenotiazina, os manuais são omissos. Teoricamente, sabemos que os fármacos que metabolizam os sistemas enzimáticos do "citocromo P450" no fígado levam ao consumo de heme pelo citocromo P450. O que leva a uma diminuição dos níveis de concentração celular de heme e, por sua vez, a uma diminuição da concentração de alanina sintetase com um aumento da taxa de síntese de heme, o que pode levar a um aumento da produção de porfobilinogénio nos doentes.

PÓS-VIDA.

Assim, enquanto na primeira parte da monografia utilizei argumentos de base científica, na segunda parte, pelo contrário, utilizei testemunhos de pessoas que viveram a experiência de morrer. Mas qual destes dois opostos é a verdade? Há uma expressão que diz: "O homem é a medida de todas as coisas". Penso que ela será muito apropriada aqui. Cada pessoa interpretará o significado do que é dito através do prisma da sua experiência emocional. É isso que será a verdade para ele.

Quanto ao tema da monografia, cheguei à conclusão de que é impossível morrer de forma honrada após a eutanásia: o pecado deste assassínio terá consequências - a alma sofrerá mesmo após a morte. E quanto às fases de existência da "vida após a morte" descritas por R. Moody?

Poderão as almas dos "mortos por misericórdia" encontrar-se com o "ser luminoso" - a encarnação do amor e do perdão?

Por outro lado, talvez o sofrimento destas pessoas surja por uma razão. Estando no limiar entre a vida e a morte, entregues a si próprias, estas pessoas acabam por perceber que ninguém as pode ajudar, recorrem desesperadamente à medicina para obter uma resposta à sua pergunta, querem morrer com dignidade, mas, na verdade, não estão preparadas para a morte. A pessoa que se encontra numa situação destas tem uma grande oportunidade de resumir a sua existência, de refletir sobre os quadros da sua vida e de compreender o que se tornou disponível para as pessoas que experimentaram a morte clínica. E talvez assim deixem de ter medo da morte.

O amor ao próximo é algo que foi revelado a muitos que passaram pela experiência de morrer. A morte por compaixão não pode ser uma manifestação desse amor. Enganamo-nos a nós próprios quando dizemos "morte por misericórdia". Mentir para salvar o doente não pode ser doce. Uma mentira continua a ser uma mentira.

Se me perguntassem: "Permite a eutanásia?" *Eu* responderia: "Em nenhuma circunstância". Penso assim como médico e como ser humano.

A lei deve deixar de distinguir entre decisões admissíveis e inadmissíveis de pôr termo a uma vida com base em conceitos como ação - abstenção de ação, causar - não causar a morte, intenção - ausência de intenção de causar a morte.

Entre as razões pelas quais os doentes pedem a eutanásia nos Países Baixos (um país onde a eutanásia é legalizada pelo Estado), a perda de dignidade ocupa o primeiro lugar, a dor o segundo e a morte indigna o terceiro.

Na Federação Russa, há muito que é legalizada a extração de órgãos para efeitos de transplante de dadores com "morte cerebral irreversível", ou seja, com o coração ainda a funcionar e com uma função parcial do tronco cerebral. Será que salvar a vida de outra pessoa justifica tais sacrifícios? E o que aconteceria se a eutanásia fosse legalizada?

As circunstâncias que colocam os interesses da vida da mãe em conflito com os interesses da vida da criança criam um dilema: a gravidez pode ou não ser interrompida intencionalmente? E a vida humana pode ou não ser intencionalmente interrompida? Afinal de contas, não chamamos ao aborto "morte por misericórdia", pois não?

As leis e a Igreja - o seu ponto de vista sobre o problema da "interrupção médica da vida" na publicação de L. Durov "Eutanásia - uma morte fácil?

Um inquérito sociológico aos médicos de Moscovo abre um véu sobre a atitude dos médicos em relação a este problema. Os jovens especialistas estão mais inclinados a autorizar a eutanásia do que o grupo etário mais velho; as profissões médicas que estão diretamente relacionadas com o salvamento de vidas humanas - anestesistas e neurologistas, que enfrentam doenças crónicas lentas que não podem ser tratadas; os funcionários de institutos de investigação, devido ao seu interesse pela investigação, são mais frequentes do que os médicos de clínica geral.

Existe vida após a morte segundo os testemunhos de sobreviventes de morte clínica de Raymond Moody, PhD, no seu livro Life After Life.

Em 30 anos, os Países Baixos passaram da eutanásia para os doentes terminais para a eutanásia para os doentes crónicos; da eutanásia por doença física para a eutanásia por doença mental; da eutanásia por doença mental para a eutanásia por desconforto psicológico ou sofrimento mental - e agora para a eutanásia simplesmente se uma pessoa tiver mais de 70 anos e estiver "cansada de viver". Os protocolos de eutanásia holandeses também passaram de pacientes conscientes que dão a eutanásia com consentimento explícito para pacientes subconscientes que não podem consentir. A negação da eutanásia ou do suicídio assistido nos Países Baixos é agora considerada uma forma de discriminação contra as pessoas com doenças crónicas, sejam elas físicas ou psicológicas, porque estas pessoas serão obrigadas a "sofrer" mais do que as que estão em estado terminal. A eutanásia involuntária é agora uma forma justificável de apelar ao dever público dos cidadãos e a posições éticas de misericórdia. Nos Países Baixos, a eutanásia deixou de ser um último recurso e passou a ser uma das primeiras manifestações de intervenção médica. A Bélgica seguiu-lhe o exemplo [73] e do Oregon chegam-nos testemunhos inquietantes sobre a eutanásia, nomeadamente no que diz respeito à proteção das pessoas deprimidas e à objetividade do processo.

As Nações Unidas consideraram que o direito à eutanásia nos Países Baixos foi estabelecido em violação da Declaração Universal dos Direitos do Homem, devido ao perigo para o indivíduo e à ameaça à integridade da vida de cada ser humano. As Nações Unidas também manifestaram a sua preocupação pelo facto de o sistema poder não detetar e prevenir situações em que as pessoas possam ser indevidamente pressionadas a dar o seu consentimento à eutanásia e possam contornar as salvaguardas.

A autonomia e a escolha são valores importantes em qualquer sociedade, mas também não estão isentas de limitações. A nossa sociedade democrática legalizou muitas leis que limitam a autonomia e a escolha individuais, de modo a que a sociedade possa proporcionar a comunidades maiores. No ano passado, os legisladores de alguns países e jurisdições votaram contra a legalização da eutanásia e do suicídio assistido, em parte devido às preocupações e provas descritas neste artigo de revisão. Essas jurisdições incluem França, Escócia, Inglaterra, Austrália do Sul e New Hampshire. Favoreceram a melhoria dos serviços de cuidados paliativos e a educação dos profissionais de saúde e do público.

Eutanásia: prática que consiste em pôr deliberadamente termo a uma vida para aliviar o sofrimento. + = A palavra "eutanásia" vem do grego "eu", belo ou bom, e "thanatos", morte, boa morte. Refere-se a uma situação em que um médico facilita a morte de um paciente por injeção letal que não é viável e que pede persistentemente ao médico que o eutanásia [79].

Os Países Baixos são o único país do mundo onde a eutanásia é praticada abertamente. Não é especificamente autorizada por lei, mas o direito neerlandês adopta normas de proteção contra os médicos que devem respeitar as orientações oficiais. Estas diretrizes baseiam-se na voluntariedade do pedido do doente e no alívio do seu sofrimento. A eutanásia e o suicídio assistido são definidos pela Comissão de Eutanásia do Estado. A eutanásia é a cessação intencional da vida de alguém que não seja a pessoa em causa, a pedido desta. Suicídio significa ajudar intencionalmente um doente a pôr termo à sua vida, a seu pedido. De acordo com a legislação neerlandesa, a eutanásia é a interrupção da vida por um médico, a pedido expresso do doente. A pedido do médico, a vontade do doente tem de ser voluntária, explícita e examinada, devendo a conclusão ser feita mais do que uma vez. Além disso, o sofrimento do doente deve ser insuportável e sem qualquer perspetiva de melhoria. Por causa da dor, um médico neerlandês pode encurtar a vida de um doente. Tal como noutros países, esta ação é considerada uma decisão médica normal para pôr termo à vida de um doente e não uma eutanásia.

Muitos artigos têm demonstrado que a infeção pelo HIV pode alterar o curso clínico da hanseníase, mas poucos dados epidemiológicos e clínicos sobre essa co-infeção são encontrados na literatura disponível. Esta revisão de literatura descreve a distribuição geográfica e as caraterísticas demográficas de 92 pacientes co-infectados HIV/Mycobacterium leprae que receberam atendimento especializado no Centro de Referência em Hanseníase do Brasil. Este artigo descreve uma análise multivariada que foi usada para estabelecer as caraterísticas clínicas do curso das reações hansênicas do tipo 1. A análise dos dados de encaminhamentos recentes do centro de referência mostrou que o número de pacientes com co-infeção vem aumentando progressivamente nos últimos anos. A prevalência da hanseníase foi maior entre os homens com 32,3 anos de idade. O uso de terapia antirretroviral foi o único fator associado à resposta à hanseníase tipo 1. A maioria dos pacientes residia na região central ou na zona norte do Rio de Janeiro, Brasil. Os pacientes com HIV e hanseníase eram mais prováveis de serem de regiões caracterizadas por uma alta densidade de populações empobrecidas.

LISTA DE REFERÊNCIAS:

1   . Bykova C., Yudin B., Yasnaya L. O que os médicos pensam sobre a eutanásia // Vrach. - 1994. -№ 4.- c. 48-51.

2   . Vlasov V. Sobre a atração da morte e da eutanásia // Vrach. № -1999.- 2.- p. 44-45.

3   . Joni E., Joe M. Joni.- Luz no Oriente.- 1988.- 259 pp.

4   . № Durnov L. Eutanásia - morte fácil? // Vrach.- 1998.- 7.- pp. 43-45.

5   . Cuse X. № "Não" fazer a distinção entre intenção e previsão nas decisões médicas de fim de vida // International Journal of Medicine.- 1998.- 4.- pp. 357360.

6   . Moody R. Vida após a vida. O estudo do fenómeno da continuação da vida após a morte do corpo: Per. do inglês / Prefácio do Dr. E. Kubler-Ross.- M.: "Fizkultura i Sport", SP "Intercontact", 1990.- 92 pp.

7   . Um pouco sobre o passado / Eutanásia - morte por misericórdia? A. Grando - K.: 2003.- 228 p.

8   . Discutimos o artigo de L. Durov "Eutanásia - morte fácil?" // Vrach. № 1998.- 11.- p. 40-41.

9   . № Popova L.M. Problemas éticos que surgem no diagnóstico da morte cerebral: uma revisão // Anaesthesiology and Reanimatology.- 1992.- 5.- pp. 69-72.

10   URSS. Ministério da Saúde. Despacho n.º 191 de 15.02.85 sobre a aprovação da "Instrução temporária sobre a Constanciação da Morte".

11   Um estudo das atitudes dos voluntários canadianos de cuidados paliativos em relação ao suicídio assistido por médicos / Stephen Claxton - Oldfield, Kathryn Miller // American Journal of Hospice and Palliative Medicine. - 2015. - Vol. 32. - №3.- P. 305 - 312.

12   Burleigh M. Death and delivery: Euthanasia in Germany, 1900 - 1945 / Burleigh M., Boyd C.E.. - History: Reviews of New Books. - Taylor and Francis, 1995.

13   Defining dignity in terminally ill cancer patients: A fator - analytic approach / Thomas F., Hack Harvey Max, Chochinov Thomas [et al.] // Psycho - Oncology. - 2004. - Vol. 13. - P. 1000 - 1002.

14   Dieter Birnbacher. Eutanásia / Dieter Birnbacher // Enciclopédia Internacional de Ciências Sociais e Comportamentais. - 2015. - P. 280 - 284.

15   Diferenças na concordância pais-provedor relativamente ao prognóstico e objectivos de cuidados em crianças com cancro avançado / Abby R. Rosenberg, Liliana Orellana, Tammy I. Kang, J. Russell Geyer, Chris Feudtner, Veronica Dussel, Joanne Wolfe // Journal of clinical oncology. - 2014. - Vol. 32. - №27,- P. 3005 - 3011.

16   Eduard Verhagen A.A. Eutanásia neonatal: Lições do Protocolo de Groningen / Eduard Verhagen A.A. // Seminários em Medicina Fetal e Neonatal. - 2014. - Vol. 19. - P. 296 - 299.

17   Médicos de emergência e suicídio assistido por médicos, parte I: Uma revisão do debate sobre o suicídio assistido por médicos / John C., Moskop Kenneth V., Iserson L. // Annals of Emergency Medicine. - 2001. - Vol. 38. - P. 570 - 575.

18   Tomada de decisões no fim da vida em recém-nascidos e bebés: comparação entre os Países Baixos e a Bélgica / Astrid M., Vrakking Agnes, Van Der Heide Veerle [et al.] // Ata Paediatrica. - 2007. - Vol. 96. - P. 820 - 824.

19   Decisões de fim de vida em indivíduos que morrem com demência na Bélgica / Kenneth Chambaere, Joachim Cohen, Lenzo Robijn MSc., S. Kathleen Bailey, Luc Deliens // Journal of the American Geriatric Society. - 2015. - Volume 63, Número 2. - P. 290 - 296.

20   Decisões médicas no fim da vida em França: um inquérito de acompanhamento da certidão de óbito 5 anos após a lei do parlamento de 2005 sobre os direitos dos doentes e o fim da vida / Sophie Pennec Alain, Monnier Silvia, Pontone Regis Aubry // BMC Palliative Care. - 2012. - Vol. 11. - P. 25 - 30.

21   Aceitação pública europeia da eutanásia: factores sócio-demográficos e culturais associados à aceitação da eutanásia em 33 países europeus / Joachim Cohenlsabelle, Marcoux Johan, Bilsen Patrick [et al.] // Social Science and Medicine. - 2006. - Vol. 63. - P. 743 - 756.

22   . Eutanásia e outras decisões médicas relativas ao fim da vida / P.J. van der Maas, J.J.M. van Delden, L. Hijnenborg MSc., C.W.N. Looman MSc. // The Lancet. - 1991. - Vol. 338 (8768). - P. 669 - 674.

23   Eutanásia e suicídio assistido por médicos: atitudes e experiências de doentes oncológicos, oncologistas e o público / E.J. Emanuel. Emanuel, E.R. Daniels, D.L. Fairclough, B.R. Clarridge // The Lancet. - 1996. - Vol. 347 (9018). - P. 1805 - 1810.

24   Eutanásia, Suicídio Assistido por Médicos e Outras Práticas Médicas Envolvendo o Fim da Vida nos Países Baixos, 1990 - 1995 / Paul J. van der Maas, Gerrit van der Wal, Ilinka Haverkate [et al.] // New England Journal of Medicine. - 1996. - Vol. 335. - P. 1699 - 1705.

25   Os intensivistas franceses não aplicam as recomendações americanas relativamente à decisão de renunciar à terapêutica de manutenção da vida / Frederic Pochard Elie, Azoulay Sylvie, Chevret Christophe [et al.] // Critical Care Medicine. - 2001. - Vol. 29. - P. 1887 - 1892.

26   J.J.M. van Delden. Eutanásia (suicídio assistido pelo médico) / J.J.M. van Delden // Enciclopédia de ética aplicada (segunda edição). - 2012. - P. 200 - 207.

27   Jecker N.S. Ética e Eutanásia / N.S. Jecker // Enciclopédia de Gerontologia. - 2007. - P. 522 - 525.

28   Legalização do suicídio assistido - opiniões dos médicos do Oregon / Lee M.A., Nelson H.D., Tilden V.P., Ganzini L., Schmidt T.A., Tolle S.W.. // New England Journal of Medicine. - 1996. - Vol. 334. - P. 310 - 315.

29   Michael Wunder. Aprender com a história: crimes médicos nazis e debates actuais sobre a eutanásia na Alemanha. - 2015. - Vol. 27. - P. 301 - 312.

30   Mobius G. Questões éticas e jurídicas relativas ao abate de animais para evitar dor e sofrimento consideráveis / Mobius G. // Dtsch. Tierarztl Wochenschr. - 1994. - № 101 (9). - P. 372 - 376.

31   Suicídio assistido por médicos e eutanásia no Estado de Washington: pedidos dos pacientes e respostas dos médicos / Black A.L., Wallace J.I., Starks H.E., Pearlman R.A. // JAMA. - 1996. - Vol. 275. - P. 919 - 925.

32   Position paper on euthanasia (Documento de posição sobre a eutanásia). Utrecht, Países Baixos: Real Associação Médica Holandesa, 1995.

33   Tendências nas práticas de fim de vida antes da promulgação da lei da eutanásia nos Países Baixos de 1990 a 2010: um inquérito transversal repetido / Bregje D., Onwuteaka - Philipsen Arianne, Brinkman - Stoppelenburg Corine [et al.]. - The Lancet. - 2012. - Vol. 380. - P. 908 - 915.

34   Van der Wal G., van der Maas P.J.. Euthanasie en andere medische beslissingen rond het levenseinde. Haia, Países Baixos: Staatsuitgeverij, 1996.

35   Woodruff R. Experiência holandesa de eutanásia / Woodruff R. // The Lancet. - 2001. - Vol. 358. - P. 667 - 668.

36   Alaberdeeva Г.Р. A eutanásia como problema médico e social / G.R. Alaberdeeva // Boletim da Universidade Técnica Estatal de Saratov. - 2007. - Edição 3. - Vol. 1.- P. 1- 17.

37   Aliev T.T. Eutanásia na Rússia: o direito humano à sua realização // Direito moderno. - 2008. - № 4. - C. 48.

38   Wagatsuma S., Ariizumi T. Direito Civil do Japão. - M., 1993. - C. 12.

39   Dovbush A. O direito a uma morte digna / A. Dovbush // Direito da Ucrânia. - 2002. - № 10. - C. 124.

40   Vida de Licurgo// Plutarco. Hagiografias selecionadas: V2 - x т.-М., 1986. -T.1.-C. 108.

41   Zilber A.P. Treatise on Euthanasia (Tratado sobre a Eutanásia). - Petrozavodsk: PetrSU, 1998. - C. 344 - 345.

42   Ivanyushkin A.Y. Ética profissional em medicina / A.Y. Ivanyushkin. - M.: Medicina, 1990. - 130 c.

43   Ivchenko, I. A. Euthanasia as an expression of free will and the right to death (historical and philosophical analysis) / I. A. Ivchenko // Izvestia of the Russian State Pedagogical University named after A. I. Herzen. - 2009. - Edição № 107. - C. 20 - 27.

44   Koni A.F. Obras colectivas de Koni em 8 vols./A.F. Koni. - M.: Yuridicheskaya Literatura, 1996. - T. 4. Suicídio na lei e na vida. - 480 c.

45   Mercer F.W. Austrália distribui kits de eutanásia [Recurso eletrónico].   -

Modo   acesso:

http://news .bbc.co.uk/hi/russian/life/newsid 2204000/2204836. stm

46   Olkhovik L.A. Legal regulation of euthanasia: domestic and foreign opit / L.A. Olkhovik // South Ukrainian legal bulletin. - 2012. - №3.- C. 59 - 62.

47   Monumentos do direito romano. Leis das XII tábuas. Instituições de Gaio e Digestos de Justiniano. -M., 1997. - C. 6.

48   Romanovsky G.B. Eutanásia: anais da história // Direito médico. - 2007. - № 3 (19). - C. 17.

49   Simonov A. Eutanásia: morrer não pode viver // Yuridicheskiy Mir. - 2005. - №3.-C. 34- 42.

50   Sivryuk K. Euthanasia for minors in the context of the right to life / K. Sivryuk // Family and Law: national and international aspects: second legal readings, 11 December 2014. - Kharkiv, 2014.

51   Slavkina N.A. Eutanásia: a favor e contra (aspectos jurídicos) // Modern Problems of Law and State. - M., 1990. - C. 156 - 157.

52   Stefanchuk R.A. Regressando à questão da legalização da eutanásia nos países da CEI // Estado e Direito. - 2008. - № 5.- C. 76.

53   Tsymbaliuk V. Responsabilidade penal dos trabalhadores médicos por infracções contra a vida e a saúde humanas: orientações para a reforma da legislação / V. Tsymbaliuk // Historico-legal chasopis. - Lutsk, 2014. - №2 (4). - C. 111 - 115.

54   Chernysheva, Yu.A. Legal regulation of euthanasia in foreign countries // Law and Law. - 2008. - №6. - С. 109.

55   Shevchuk S.S. Problems of legal regulation of relations on rendering medical services. - Stavropol: "Stavropolservice - school", 2007. - 332 с.

56   Deliens L, van der Wal G. The euthanasia law in Belgium and the Netherlands (A lei da eutanásia na Bélgica e nos Países Baixos). Lancet. 2003;362:1239-40.

57   Watson R. O Luxemburgo vai autorizar a eutanásia. BMJ. 2009;338:b1248.

58   Steinbrook R. Morte assistida por médicos - do Oregon ao Estado de Washington. N Engl J Med. 2008;359:2513-15.

59   Hurst S, Mauron A. Suicídio assistido e eutanásia na Suíça: permitir um papel aos não médicos. BMJ.2003;326:271-3.

60   . Smets T, Bilsen J, Cohen J, Rurup ML, De Keyser E, Deliens L. A prática médica da eutanásia na Bélgica e nos Países Baixos: notificação legal, controlo e procedimentos de avaliação. Health Policy. 2009;90:181- 7.

61   . Caplan AL, Snyder L, Faber-Langendoen K. The role of guidelines in the practice of physician-assisted suicide (O papel das diretrizes na prática do suicídio assistido por médicos). Painel de Consenso sobre Suicídio Assistido do Centro de Bioética da Universidade da Pensilvânia. Ann Intern Med.2000;132:476-81.

62   Van der Heide A, Onwuteaka-Philipsen BD, Rurup ML, et al. Práticas de fim de vida nos Países Baixos ao abrigo da *Lei da Eutanásia*. N Engl J Med. 2007;356:1957-65. 8. Van den Block L, Deschepper R, Bilsen J, Bossuyt N, Van Casteren V, Deliens L. Euthanasia and other end-of-life decisions and care provided in the final three months of life: a nationwide retrospective study in Belgium. BMJ.2009;339:b2772.

63   . Van den Block L, Deschepper R, Bilsen J, Bossuyt N, Van Casteren V, Deliens L. Euthanasia and other end-of-life decisions: a mortality follow-up study in Belgium. BMC Public Health. 2009; 9:79.

64   Chambaere K, Bilsen J, Cohen J, Onwuteaka-Philipsen BD, Mortier F, Deliens L. Physician-assisted deaths under the euthanasia law in Belgium: a population-based survey. CMAJ. 2010;182:895-901.

65   Smets T, Bilsen J, Cohen J, Rurup ML, Mortier F, Deliens L. Reporting of euthanasia in medical practice in Flanders, Belgium: cross sectional analysis of reported and unreported cases. BMJ. 2010;341:c5174.

66   Inghelbrecht E, Bilsen J, Mortier F, Deliens L. O papel dos enfermeiros nas mortes assistidas por médicos na Bélgica.CMAJ. 2010;182:905-10.

67   Chochinov HM, Wilson KG, Enns M, et al. Desire for death in the terminally ill. Am J Psychiatry.1995;152:1185-91.

68   Emanuel EJ, Fairclough DL, Emanuel LL. Attitudes and desires related to euthanasia and physician-assisted suicide among terminally ill patients and their caregivers. JAMA. 2000;284:2460-8.

69   Breitbart W, Rosenfeld B, Pessin H, et al. Depressão, desespero e desejo de morte acelerada em doentes terminais com cancro. JAMA. 2000;284:2907-11.

70   Smith SW. Evidence for the practical slippery slope in the debate on physician assisted suicide and euthanasia.Med Law Review. 2005;13:17-44.

71   . Sheldon T. O médico de família holandês considerado culpado de assassínio não é penalizado. BMJ. 2001;322:509.

72   Bilsen J, Cohen J, Chambaere K, et al. Práticas médicas de fim de vida ao abrigo da lei da eutanásia na Bélgica. N Engl J Med. 2009;361:1119-21.

73   . Smets T, Bilsen J, Cohen J, Rurup ML, Deliens L. Legal euthanasia in Belgium: characteristics of all reported euthanasia cases. Med Care. 2010;48:187-92.

74   Verhagen AA, Sol JJ, Brouwer OF, Sauer PJ. Deliberate termination of life in newborns in the Netherlands; review of all 22 reported cases between 1997 and 2004 Ned Tijdschr Geneeskd. 2005;149:183-8.

75   Sheldon T. Dutch law leads to confusion over when to use life ending treatment in suffering newborns. BMJ.2009;339:b5474.

76   Burgermeister J. Doctor reignites euthanasia row in Belgium after mercy killing. BMJ. 2006;332:382.

77   Cohen-Almagor R. A lei belga sobre a eutanásia: uma análise crítica. J Med Ethics. 2009;35:436-9.

78   . Wilson K, Chochinov HM, McPherson CJ, et al. Desejo de eutanásia ou suicídio assistido por médicos   suicídio   nos cuidados paliativos do cancro. Saúde Psychol. 2007;26:314-23.

79   Bernheim J, Deschepper R, Distelmans W, Mullie A, Bilsen J, Deliens L. Development of palliative care and legalisation of euthanasia: antagonism or synergy? BMJ. 2008;336:864-7.

80   George RJD, Finlay IG, Jeffrey D. A eutanásia legalizada violará os direitos dos pacientes vulneráveis. BMJ.2005;331:684-5.

81   Eutanásia [carta] Lancet. 1991;338:1150.

82   Zylicz Z. Hospício na Holanda: a história por detrás do ponto em branco. Am J Hosp Palliat Care. 1993;10:30-4.

83   Reino Unido . Lei dos Direitos Humanos de 1998. Londres, Reino Unido: Reino Unido;   1998.   Anexo   1,   artigo   2.1. www.legislation.gov.uk/ukpga/1998/42/schedule/1[Disponível em linha em: ; citado em 17 de fevereiro de 2011].

84   Departamento de Serviços Humanos do Oregon (DHS), Gabinete de Prevenção de Doenças e Epidemiologia. *Sixth Annual Report on Oregon·s* Death with Dignity Act (*Sexto Relatório Anual sobre a* Lei da Morte com Dignidade *do Oregon*). Portland, OR: dhs; 2004. [Disponível em linha

www.oregon.gov/DHS/ph/pas/docs/year6.pdfem: ; citado em 17 de fevereiro de 2011]

85   Finlay IG, George R. Legal physician-assisted suicide in Oregon and the Netherlands: evidence concerning the impact on patients in vulnerable groups; another perspective on Oregon's data. J Med Ethics. 2010.

86   Portenoy RK, Coyle N, Kash KM, et al. Determinantes da vontade de apoiar o suicídio assistido: um inquérito a médicos, enfermeiros e assistentes sociais. Psychosomatics. 1997;38:277-87.

87   Zylicz B. Palliative care and euthanasia in the Netherlands: observations of a Dutch physician (Cuidados paliativos e eutanásia nos Países Baixos: observações de um médico neerlandês). In: Foley KM, Hendin H, editores. The Case Against Assisted Suicide: For the Right to End-of-Life Care. Baltimore, MD: Johns Hopkins University Press; 2002.

88   Emanuel EJ. Depression, euthanasia, and improving end-of-life care. J Clin Oncol. 2005;23:6456-8.

89   Chochinov HM, Hack T, Hassard T, Kristjanson LJ, McClement S, Harlos M. Dignity therapy: a novel psychotherapeutic intervention for patients near the end of life. J Clin Oncol. 2005;23:5520-5.

90   Morgado MG, Barcellos C, Pina MF, et al. Vírus da imunodeficiência humana/síndrome da imunodeficiência adquirida e doenças tropicais: uma perspetiva brasileira. Mem Inst Oswaldo Cruz 2000;95(Suppl 1):145- 51.CrossRefMedlineWeb of

ScienceGoogle Scholar

91   .Orsini M, Canela JR, Disch J, et al. Alta frequência de infeção assintomática por Leishmania spp. entre pacientes infectados pelo HIV que vivem em áreas endêmicas para leishmaniose visceral no Brasil. Trans R Soc Trop Med Hyg 2012;106:283-8.doi:10.1016/j.trstmh.2012.01.008.

92   Co-infeção: novos campos de batalha no VIH/SIDA. Lancet Infect Dis 2013;13:559

93   Pavie J, De Castro N, Molina JM, et al. Neuropatia   neuropatia periférica após o início da HAART em um paciente infetado pelo HIV com hanseníase. J Int Assoc Médicos   SIDA   Care (Chic) 2010;9:232-5. doi: 10.1177/1545109710373829.

1.   Sarno EN, Illarramendi X, Nery JA, et al. Interação HIV-M. leprae: a HAART pode modificar o curso da hanseníase? Public Health Rep 2008;123:206-12. MedlineWeb of ScienceGoogle Scholar

95.   Talhari C, Mira MT, Massone C, et al. Hanseníase e coinfecção por HIV: estudo clínico, patológico, imunológico e terapêutico de uma coorte de um centro de referência brasileiro para doenças infecciosas. J Infect Dis 2010;202:345- 54.

96.   Couppie P, Domergue V, Clyti E, et al. Aumento da incidência de lepra após o início da HAART: uma manifestação da doença de reconstituição imunitária. AIDS2009;23:1599-600. doi:10.1097/QAD.0b013e32832bb5b7.

97.   OMS. Genebra: Organização Mundial da Saúde; 2012. Registo Epidemiológico Semanal: Situação global da lepra. http://www.who.int/wer/2012/wer8734.pdf [acedido em 13 de agosto de 2013].

98.   Jopling WH McDougall AC. Reacções da Lepra. Em: Jopling WH, McDougall AC (eds). Handbook of Leprosy (Manual de Lepra). Nova Deli: 82, CBS Publishers and Distributors Pvt. Ltd. Ltd.; 1996. p. 82-91.

99.   Sharma VK, Malhotra AK. Lepra: Classificação e aspectos clínicos. In: Valia RG, Valia AR, editores. IADVL Textbook of dermatology. 3ª rd ed. Mumbai: Bhalani Publishing House; 2008. p. 2032.

100.   Sharma VK, Malhotra AK. Lepra: Classificação e aspectos clínicos. In: Valia RG, Valia AR, editores. IADVL Textbook of dermatology. 3ª rd ed. Mumbai: Bhalani Publishing House; 2008. p. 2032-69.

101.   Ustianowski AP, Lawn SD, Lockwood DN. Interações entre a infeção pelo VIH

e a lepra: um paradoxo. Lancet Infect Dis 2006;6:350-60.

102.		Sanghi S, Grewal RS, Vasudevan B, Lodha N. Síndrome inflamatória de reconstituição imunitária na lepra. Indian J Lepr 2011;83:61-70.

103.		Nigam P, Goyal BM, Mishra DN, Samuel KC. Reaction in leprosy complicated by filariasis (Reação na lepra complicada por filariose). Lepr India 1977;49:344-8.

104.		Vinay K, Smita J, Nikhil G, Neeta G. Co-infeção do vírus da imunodeficiência humana e da lepra em Pune, Índia. J Clin Microbiol 2009;47:2998-9.

105.		Pai VV, Tayshetye PU, Ganapati R. Observações em 11 pacientes com hanseníase e co-associação do vírus da imunodeficiência humana. Indian J Dermatol Venereol Leprol 2011;77:714-6.

106.		Sharma NL, Mahajan VK, Sharma VC, Sarin S, Sharma RC. Eritema nodoso leproso e infeção por VIH: uma experiência terapêutica. Int J Lepr Other Mycobact Dis 2005;73:189-93.

107.		Sachdeva S, Amin SS, Qaisar S. Reação de lepra de tipo 2 com co-infeção por VIH1: relato de um caso com implicações de gestão interessantes. Indian J Lepr 2011;83:103-6.

108.		Abdul Rahman R, Hwen-Yee C, Noordin R. Pan LF-ELISA utilizando antigénios recombinantes BmR1 e BmSXP para a deteção da filariose linfática. Filaria J 2007;6:10.

109.		Ackner B, Cooper JE, Gray CH, et al. Porfiria aguda - um estudo neuropsiquiátrico e bioquímico. J Psychosom Res. 962;6:1-24.

110.		Goldberg A. Porfiria aguda intermitente: um estudo de 50 casos. Q J Med. 1959;28:183-209.

111.		Tishler PV, Woodward B, O'Connor J, et al. Elevada prevalência de porfiria aguda intermitente numa população de doentes psiquiátricos. Am J Psychiatry. 1985;142:1320-36.

112.		Paramala SJ, Malhotra S. Manifestações psiquiátricas variadas da porfiria aguda intermitente. Biol Psychiatry.1994;136:744-7.

113.		Burgovne K, Swartz R, Ananth J. Porphyria: Reexamination of psychiatric implications. Psychother Psychosom.1995;64:121-30.

114.		Sugimara K. Porfiria aguda intermitente. Nippon Rinsho. 1995;53:1418-21.

115.		Bandr ES, Sanchez MP, Reynaog P. Porfiria aguda intermitente no hospital

Arzobispo Loay-za de Lima (1983-1994) - Relato de 14 casos. Rev Gastroenterology Peru. 1994;14:209-14.

116.	Bylesjo I, Forsgren L, Lithner F, et al. Epidemiologia e caraterísticas clínicas das convulsões em doentes com porfiria aguda intermitente. Epilepsia. 1996;37:230-5.

117.	Jeans JB, Savik K, Gross CR, et al. Mortalidade em doentes com porfiria aguda intermitente que requerem hospitalização: uma série de casos nos Estados Unidos. Am J Med Genet. 1996;65:269-73.

118.	Reio LQ, Wetterberg L. Falsas reacções de porfobilinogénio na urina de doentes mentais. JAMA.1969;207:148-50.

119.	Crimlisk HL. O pequeno imitador-Porfíria: uma perturbação neuro-psiquiátrica. J Neurol Neurosurg Psychiatry. 1997;62:319-28.

120.	Chatterjee MN, Rana S. Textbook of medical biochemistry. Nova Deli: Jaypee Brothers; 1993. Porfírias e porfirinúrias; pp. 300-15.

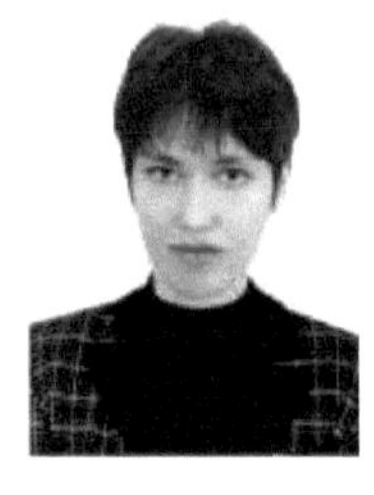**Grigorenko Lyubov Viktorovna**, candidata a Ciências Médicas, Professora Associada do Departamento de Higiene e Ecologia "Academia Médica de Dnepropetrovsk do MHI", estudante de doutoramento. Segundo curso superior na direção da formação 6.020303 "Especialista em Filologia. Tradutor de língua inglesa". Realiza aulas práticas e consultas, dá palestras sobre o tema: "Higiene geral e ecologia" para estudantes estrangeiros de língua inglesa e estudantes de faculdades de medicina de VI cursos na especialidade: "Medicina".

Autor de 130 publicações: 79 de carácter científico e 51 de carácter pedagógico e metodológico, incluindo 17 em publicações fakh. Após a defesa da sua tese de doutoramento, publicou 102 artigos científicos: 59 - em revistas científicas e 43 de carácter didático-metodológico, incluindo 14 trabalhos em publicações fakh, 10 - artigos estrangeiros, 4 - em revistas internacionais de cienciometria; 10 materiais didácticos para estudantes de língua inglesa; 6 certificados de autor.

Membro da Federação da Equipa Nacional de Cientistas do Projeto Internacional IASHE (em Londres). Foi premiada três vezes com a medalha de bronze para a melhor publicação em inglês como vencedora das I, II e III fases dos concursos no ramo de "Medicina e Farmácia, Biologia, Medicina Veterinária e Agricultura", secção: "Higiene".

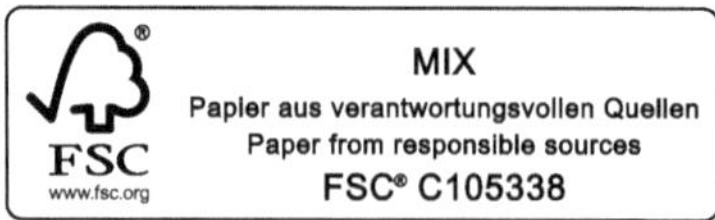

Printed by Books on Demand GmbH, Norderstedt / Germany